备孕
完全指南

杨莉 著

U0350554

天津出版传媒集团

天津科学技术出版社

图书在版编目（CIP）数据

备孕完全指南 / 杨莉著 . — 天津：天津科学技术
出版社，2023.6

ISBN 978-7-5742-0960-2

Ⅰ . ①备… Ⅱ . ①杨… Ⅲ . ①优生优育 – 基本知识
Ⅳ . ① R169.1

中国版本图书馆 CIP 数据核字（2023）第 046392 号

备孕完全指南
BEIYUN WANQUAN ZHINAN

策 划 人：杨 譞
责任编辑：孟祥刚
责任印制：兰 毅

出　　版：天津出版传媒集团
　　　　　天津科学技术出版社
地　　址：天津市西康路 35 号
邮　　编：300051
电　　话：（022）23332490
网　　址：www.tjkjcbs.com.cn
发　　行：新华书店经销
印　　刷：德富泰（唐山）印务有限公司

开本 720×1000　1/16　印张 15　字数 180 000
2023 年 6 月第 1 版第 1 次印刷
定价：58.00 元

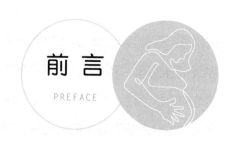

前 言

PREFACE

怀孕是一件幸福美好的事，充分的孕前准备是孕育健康宝宝的起步。科学备孕，才能安心怀孕。为了让更多的女性轻松顺利地当上妈妈，一旦你确定"造人"计划，有很多全新的知识需要去了解，包括怀孕这条路上的潜在风险和问题。

很多人都想当然地认为怀孕是非常简单的事情，甚至认为他们第一次不加保护进行性生活时就能怀上孩子。但是事实并不是这样的，即使是一对年轻健康的夫妇，也平均要花半年到一年的时间才能受孕成功。而且年龄是一个重要的生育因素。一般来说，年龄越大，成功怀孕所花的时间可能就越长。

更为不幸的是，世界上还有很多夫妇由于各种原因，根本没有办法正常地怀上孩子。其中有来自女方的原因，如不排卵、子宫内膜异位等；也有来自男方的因素，如无精子症、精索静脉曲张等。另外还有一部分夫妇患有不明原因性不育症。可以说，不孕不育已经成了一个世界性问题。

不孕不育的原因有很多，大体上可分为激素紊乱、先天异常和身体结构的异常三大类。不育夫妇只有运用各种科学的检查方法弄清楚自己的病因，才能进一步对症治疗。本书详细介绍了各种不育症的检查，包括基本检查、更具针对性的检查、女性的特殊检查、男性的特殊检查、遗传检测等。

如今，摆在不育夫妇面前的治疗选择有很多，助孕药、手术、辅助生殖技术等都可能帮助他们实现想要一个孩子的愿望。本书中不仅分析了助孕药的种类、适应证、用药方法和可能产生的问题，还分别介绍了女性的手术治疗和男性的手术治疗，并总结了手术的革新和弊端。近几年，辅助生殖技术和第三方生殖也越来越受到人们的关注，对于它们的现在与未来，选择时需要考虑的因素，以及引发的社会和情感问题，本书都进行了深入探讨。为了拥有一个自己的孩子，很多不育夫妇踏上了漫漫求医路。但由于缺乏科学的知识，他们往往陷入盲目求医的误区，在花费了大量时间和金钱后，却一无所获。本书将帮助不育夫妇获得科学的不孕不育方面的知识，指导他们选择科学、有效的治疗方法，早日实现自己当爸爸妈妈的梦想。

多一些看见，多一份呵护，多一点理解，才能更好地迎接新生命的到来。在备孕的路上，千万不要放弃，多给自己一些时间和耐心，宝宝总会如约而至的。

目录

CONTENTS

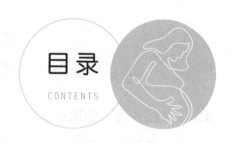

第一部分
科学备孕，掌握生育主动权

第四部分

很久未孕别灰心，人工受孕也能好孕

第五部分

辅助生殖技术，让好孕不再难

第六部分

释放心理压力，一身轻松更"好"孕

第一部分

科学备孕，掌握生育主动权

第一章
健康的身体，成功怀孕的基础

·内容提要·

孕前检查的重要性·采取合理的措施·
大龄夫妻的受孕考虑·保存生育能力·
癌症治疗后怀孕

如果打算要孩子，夫妻双方很有可能需要花大量的时间来讨论是否真的要怀孕生子，何时怀孕最合适。许多夫妻认为，何时怀孕是最难做的决定，就某种意义上来说也的确如此。但是夫妻双方决定怀孕仅仅是问题的开始，还应当采取许多重要的措施来提高受孕率，确保能够健康地怀孕，从而拥有一个健康的孩子。

做好孕前的检查

产前检查很重要，而孕前检查同样重要。夫妻双方在生育前都要保证身体健康，所以在准备怀孕前双方都去做一下体检非常重要，以便排除那些可能干扰怀孕和影响孩子健康的疾病。进行常规检查可以发现有些疾病会降低生育能力，例如糖尿病、甲状腺疾病或者性传播疾病。虽然只有女方能够怀孕、分娩，但夫妻双方都会把基因遗传给孩子。而且由于疾病会影响精子的发育和精子与卵子的结合，进而影响产生健康胚胎的能力，所以男性同样必须保证自己

注意！ 女性应该在孕前 3 个月停服避孕药，因为要使女性的生殖激素恢复到正常水平至少需要 3 个月。如果夫妻双方需要接种疫苗，则要至少推迟 3 个月再怀孕。

也是健康的。

　　孕前检查还能检查出包括因生活方式引起的一些疾病，这些疾病在产前、分娩，甚至产后很长一段时间都会影响身体健康。

　　做孕前检查时，夫妻双方要同去。了解与受精、怀孕、分娩相关的事项对夫妻双方都很重要。夫妻双方至少要在决定怀孕前 3 个月去做孕前检查。

● 生殖健康

　　很明显生殖健康是最重要的。对于女性来说，孕前应该让医生了解自己的很多方面的信息，包括月经紊乱、过去和现在所使用的避孕措施、妊娠史、流产史。此外，还要让医生了解是否有性病史。

● 性传播疾病（STD）

　　孕前做性传播疾病检查是非常重要的。如今性传播疾病有不断增加的趋势，且对生育能力、妊娠、分娩都有着严重的影响。性传播疾病可导致女性患盆腔炎（PID），而这是导致不孕的重要原因之一。

　　最常见的，也是最有可能造成盆腔炎的性传播疾病是衣原体感染和淋病（稍后我们将对此做更为详细地讨论）。如果女性能够及时发现和治疗这些疾病，就可以利用抗生素使机体轻而易举地恢复健康。如果不把病菌清除掉，它们就会沿着阴道和宫颈蔓延到内生殖器。但是有近 1/3 盆腔炎患者体内检查不出这些病菌，尽管她们表现出了感染初期的临床症状。因为性传播疾病在早期常常无明显症状，所以能在夫妻之间多次传播，从而造成很大的危害。人们经常要到准备怀孕或异位妊娠后才发现这些疾病的危害。虽然有过性病史或是有多个性伴侣会增加患性病的概率，但是实际上任何一个性生活频繁的人，无论是男性还是女性，都有可能感染上性传播疾病。所以在孕前做性传播疾病检查是很重要的。

衣原体感染

衣原体感染是美国最流行的性传播疾病之一，每年都有近 300 万新的病例出现。感染了衣原体的患者很少表现出症状，所以人们称它为"隐性感染"。如果不治疗，衣原体会引起盆腔炎，从而危害生殖系统。衣原体不仅会影响受孕与妊娠，而且会对新生儿造成很严重的危害。如果母亲处于衣原体感染活跃期间，孩子在出生通过产道的时候也会感染衣原体。如果孩子感染了衣原体，就可能导致严重的眼部感染和肺炎。尽管有一些衣原体感染导致男性不育的严重病例，但是衣原体对男性的损害远没有对女性那么严重。使用抗生素能够轻松地治好衣原体感染。

淋病

在美国，每年大概有 70 万人患上淋病。淋病可损害女性的输卵管，堵塞男性的附睾（附着在睾丸上的一根长管，精子释放前在里面成熟）并使其形成瘢痕。患有淋病的人不会表现出症状，但是在排尿、阴道或阴茎排泄时，经常会感觉到灼痛。如果不加治疗就会造成男性不育和女性患上盆腔炎，从而增加女性不育、异常妊娠和流产的概率。女性患淋病时生下的孩子有可能双目失明，还会导致严重的关节感染，或者患有会危及生命的血液感染疾病。

艾滋病（AIDS）

如果不进行艾滋病毒检查，那么性传播疾病检查将是不完整的。因此，

省 钱 方 案

孕前牙科检查将会节省很多在孕后再看牙科所要花的钱，还会避免牙病带来的痛苦。因为怀孕会导致或加重牙科疾病，所以在孕前去看牙医可以保护孕妇的牙齿和牙龈。

注意！ 在你尝试怀孕时不要冲洗阴道，否则就会杀死精子，并且增加患上盆腔炎的风险。

所有寻求孕前护理的女性都应进行艾滋病抗体检查。确保夫妻双方无艾滋病疾患极其重要。这不仅仅是为了自己，也是为了将来的孩子。幸运的是，现在研制出了能够成功控制病毒的抗病毒药物，80%的艾滋病患者不再像以前那样像是被判了死刑，但是如果在妊娠期或分娩时不给予正确的治疗和特殊的预防措施，胎儿就会从母亲那里感染上艾滋病毒。

人乳头瘤病毒（HPV）

人乳头瘤病毒是最普遍的性传播疾病之一，每年都有超过600万的新感染者出现。虽然有些患者会出现生殖器疣，但是大多数患者没有什么症状。虽然人乳头瘤病毒与不孕没有直接联系，但是如果生殖器疣足够大就会影响怀孕与分娩。在分娩时这种病毒就会传给孩子，虽然发生率很低，但是孩子一旦感染就会患一种被称为喉部多发性乳头瘤病的疾病（喉部长瘊子的严重疾病）。

人们对于人乳头瘤病毒的最大担忧就是它可能会导致宫颈癌。值得庆幸的是，只有千分之一感染人乳头瘤病毒的女性患者会发展成为扩散性宫颈癌。对于女性来说，人乳头瘤病毒一般可以用瘤状物涂片检查出来，但是对于男性来说还没有可用的检查方法。当女性有不正常的宫颈细胞存在时，应该去接受治疗，除去癌前细胞。不幸的是，治疗本身偶尔会削弱女性的生殖功能或者阻碍女性足月怀胎。但是如果不治疗，女性可能会患上宫颈癌，并且需要施行子宫切除术。

人乳头瘤病毒也会引发其他类型的癌症，比如阴道癌和阴茎癌。癌症治疗会造成不孕或者不育，这也是我们这章后面所要谈论的话题。虽然现在还没有治愈人乳头瘤病毒的确切方法，但是在将来它一定能够被治愈。

生殖器疱疹

单纯疱疹病毒（HSV）是导致生殖器疱疹的罪魁祸首。单纯疱疹病毒1型（HSV—1）是疱疹病毒的一种形式，会造成患者生殖器周围黏膜上出水疱，或者在嘴唇周围生成唇疱疹；另外一种形式是单纯疱疹病毒2型（HSV—2），经常会导致生殖器周围生成水疱和溃疡。12岁以上的美国人中大约有450万人（20%）感染了HSV—2。在女性中这种疾病比男性更为常见，4位女性中有1位患有此病，而与此对应的是5位男性中只有1位患有此病。大多数时候患者都没有什么症状，也可能不知道自己感染了这种病毒，这种状况会一直延续到病毒发作，导致生成让人痛苦的水疱和溃疡。虽然正常情况下生殖器疱疹不会干扰受孕过程，但是它会增加早产的概率。胎儿或者分娩时的孩子也会感染生殖器疱疹。有一半感染了生殖器疱疹的孩子会死亡或者遭受严重的神经损伤。如果孕妇在分娩的时候正值生殖器疱疹发作期，一般会施行剖腹产以便保护胎儿。虽然生殖器疱疹所导致的痛苦症状可以治疗，但是病毒并不能被消灭。不幸的是，生殖器疱疹增加了女性感染艾滋病毒和患上艾滋病的概率。

● 常见健康问题

要让医生知道夫妻双方是否患过生殖系统疾病，这点是非常重要的。

许多疾病能够造成生育方面的问题：流产，或者其他在怀孕或者分娩阶段出现的问题，甚至会出现畸形儿。在以下的段落里，我们将讨论一些更加常见的疾病，这些疾病在孕前检查中可以很容易地被筛查出来。

> **金点子**　如果有身体疾病，一定要在尝试怀孕前治好它。如果所患疾病可能会在怀孕和孩子的健康等方面导致问题，最好在孕前咨询一下生殖专家。

高血压

高血压会使母亲和其胎儿出现一些严重的并发症，并影响母亲的妊娠反应。如果血压值大于 19/12 千帕（140/90 毫米汞柱），就应该警惕了。

如果已经接受了高血压治疗，一定要向医生咨询，确保正在服用的药物对女性来说在怀孕和哺乳期间是安全的。

糖尿病

如果夫妻双方有一方患有糖尿病并且打算要小孩，则一定要使血糖处于控制范围之中。如果糖尿病没有得到控制，会严重地影响夫妻双方的生殖系统，例如患有糖尿病的女性不能排卵，或者受精卵不能植入子宫中。如果女性的血糖不能得到控制，会增加流产、死产或者畸形儿的概率。男性患有糖尿病，其妻子若要怀孕也一定要控制血糖。患有糖尿病的男性可能患有勃起功能障碍（阳痿），还有可能患有逆行射精，即精液不能向前射到尿道里面，而是向后射到膀胱中。

甲状腺疾病

甲状腺激素分泌过多或者过少都会导致不育或者流产。正在接受甲状腺疾病治疗的女性，一定要向医生咨询自己的治疗方案在妊娠期或者哺乳期是否安全。

● 其他疾病

女性感染任何一种疾病都有可能对其怀孕产生负面影响，甚至会导致流产。孕前检查包括对以下疾病的免疫检查（有些人争论在接种疫苗后到底要等多久才能怀孕，目前答案为 1 ~ 3 月。就安全性来讲，时间稍长一些还是好的）。

风疹

曾患过风疹或者曾接种过风疹疫苗的女性，应该检查自己目前的免疫状态。如果没有免疫力，应该至少在孕前 3 个月接种风疹疫苗。在妊娠早期患风疹对胎儿来说将是灾难性的事情。风疹能导致耳聋和严重的眼部疾病、心脏疾病和神经系统疾病，还可导致胎儿死亡、流产或者早产。

水痘

从没有患过水痘的女性可能对此还没有免疫力，因此应该接种水痘疫苗。在接种水痘疫苗后，应该推迟 3 个月再怀孕。如果女性在孕早期或者孕中期患了水痘，其胎儿就有可能患严重的神经系统和眼部疾病，以及兔唇。

弓形虫病

女性应该进行弓形虫病筛查。这种疾病若发生在孕早期，将导致胎儿畸形。患者通常是通过未煮熟的食物和动物粪便感染这种疾病的，而且这种疾病不能预先进行免疫。如果女性对这种病不能免疫，就应该确保自己吃的肉都是煮熟的，而且在清洗猫砂盆时或者在可能藏有动物粪便的花园里面工作时，务必戴上橡胶手套。

乙型肝炎

这种肝炎的传播途径包括：性传播，接触感染过的粪便、血液、尿液、唾液。乙型肝炎是唯一能够对新生儿造成严重损害的肝炎。女性应该进行肝炎病毒检查。那些对乙型肝炎还没有免疫力的女性应该至少在孕前 3 个月进行疫苗接种。

Rh 血型不合

在孕前需要了解的很重要的一点就是夫妻双方的血型和 Rh 因子。这种信息在输血的过程中是必须要了解的，在准备怀孕前了解这些信息是为了避免怀孕后胎儿和母体之间可能会产生的 Rh 血型不合。

人的血型共有 4 种，每种血型含有两种 Rh 因子（Rh 阴性和 Rh 阳性）中的一种。Rh 是红细胞表面包膜上的一种蛋白质。85% 的人 Rh 呈阳性，其余 15% 的人是 Rh 阴性。

夫妻双方血型不同并不会对怀孕产生太大影响。如果母亲呈 Rh 阳性，父亲呈 Rh 阴性也不会有什么关系。但是如果母亲呈 Rh 阴性，父亲呈 Rh 阳性，就会有问题了，更确切地说，如果母亲是 A-，B-，AB- 或者 O-，而父亲是 A+，B+，AB+ 或者 O+ 的话，胎儿 Rh 呈阳性的概率为 50%，妊娠期间就可能出现 Rh 血型不合。

在第 1 次怀孕时，Rh 血型不合不会引发疾病，但是以后再怀孕的话，Rh 血型不合就会造成胎儿死亡。当孕妇为 Rh 阴性而胎儿为 Rh 阳性时，胎儿的血液就会进入母亲的循环系统中。母亲的免疫系统可能对胎儿的血液做出免疫应答，就像胎儿的血是外来物质一样，并且为了保护自己，母亲的循环系统会制造出抗体来破坏孩子的血液。

采取适当的预防措施，就完全可以阻止这种情况的发生，这对于某些人来说的确是一个好消息。如果 Rh 阴性的母亲曾经怀孕过、流产过、做过羊膜穿刺术或者输过血，她就有可能接触到 Rh 阳性的血液，这样就会过敏。如果她的伴侣或者精子捐献者呈 Rh 阴性，她也会有一个 Rh 阴性的孩子，因此必须在怀孕的第 28 周注射 Rho（D），即 Rh 免疫球蛋白。为了确保下一次可顺利地怀孕，你也必须在分娩或是流产、死产后的 72 小时内再注射一次 Rho（D）。

金点子

如果夫妻双方中有被收养的，而且不知道各自亲生父母的家族病史，就可能有遗传某些遗传病的风险，所以在打算怀孕以前做一些遗传性疾病筛查是一件非常有意义的事情。

遗传性疾病

除了 Rh 血型不合以外，还有其他一些严重的家族遗传性疾病会遗传给下一代，它们包括：囊性纤维化病、地中海贫血病、泰－萨氏病（Tay-Sachs disease）、镰状红细胞贫血症、亨廷顿病和血友病。

如果夫妻双方中任何一方的家庭成员患有遗传性疾病，双方都应该在孕前做遗传疾病的咨询和筛查。而且有一些遗传疾病在一些特定的国家或者族群里面发病率要高一些，例如囊性纤维化病在爱尔兰和北欧人中最为普遍。泰－萨氏病是一种致命的脑部疾病，主要发病于东欧的犹太人以及法裔加拿大人中。地中海贫血病是一种严重的血液疾病，多发于地中海人、南亚人和非洲人中。镰状红细胞贫血症是另外一种严重的血液疾病，多发于非裔美国人。有一点非常重要，那就是要了解上一代将一种严重的遗传性疾病传给下一代的概率是多少，这种病对他的生活还有上一代的生活会造成什么样的影响。在孕前或者妊娠中有很多方法可筛查某些遗传性疾病（参见第九章）。

选择健康的生活方式

虽然夫妻双方的直接目标是怀孕，但是终极目标是要成为父亲、母亲，看着孩子长大。开始怀孕时，健康问题对于所有的成年人来讲都是同样重要的。选择一种健康的生活方式能够在最大限度上增加健康地怀上孩子和养大孩子的机会，这是他们能够做得最好的事情之一。他们都应该选择健康的生活方式。但是由于女性健康是影响胎儿发育的主要因素，所以对她们来讲选择一种健康的生活方式，避免有害物质或不洁行为更是尤其重要的。

> **注意！** 据估计有 60% 的孕妇 3 个月以后才发现自己怀孕了。这就意味着如果她们吸烟、喝酒或服用某些药物，但她们却不知道实际上已经危害到了腹中的胎儿。

女性前一次怀孕成功并不意味着，或者一点都不能说明她会很容易地再次成功怀孕。同样，仅仅由于男性曾经使他的妻子怀孕，也不能保证他现在还能让她怀孕。许多因素会导致曾经能够生育的男性或者女性不育。众所周知，第 2 次怀孕的决定因素与第 1 次怀孕时的决定因素是相同的。我们将在第四章和第六章详细讨论产生生育问题的原因。

● 不要吸烟

女性吸烟者现在应该停止吸烟了。大家都知道吸烟会导致自然流产和分娩体重过轻的新生儿，吸烟也会导致不育。研究者虽然不知道原因，但是他们认为吸烟会减少一些雌激素的分泌量，减少卵子的释放概率。

吸烟会影响输卵管的运动能力，会影响胚胎卵裂、胚泡的形成，还会影响受精卵的植入，我们将在本书第二章中讨论到这个问题。吸烟也许会与许多问题有关，如胎位异常、流产。吸烟还能够导致更年期提前到来，从而导致女性过早地丧失生育能力。

怀孕时停止吸烟可以确保身体健康，有个健康的孩子，这是作为父母能做到的最好的事情之一。令人吃惊的是，17% 的孕妇还在继续吸烟，她们不仅危及到了自己，还危及孩子的健康。如果母亲吸烟，可导致婴儿早产、畸形儿和婴儿猝死综合征（SIDS）的发生。孕妇也应该努力做到避免吸二手烟。研究表明，香烟中的化学物质会进入母亲的血液中，然后传递到孩子体内。一旦孩子出生了以后，他就更不应该暴露在各种烟雾之中。

吸烟也会影响男性的生育能力，降低精子的数量、活性和形态。男性吸烟者的精子数量比不吸烟男性的精子数量要少。事实上，《生殖与不孕期刊》

上刊登了一个小的研究结果：男性停止吸烟以后精子数量剧增。吸烟者的精子也可能出现异常，使卵子的受精能力减弱。其他的研究表明，停止吸烟可使那些原本精子数量少以及精子质量较差的男性情况明显好转。

● 远离酒精

许多人现在都认识到在妊娠期间远离酒精的重要性了，因为酒精会导致胎儿患酒精综合征。在妊娠期间饮酒也能导致流产、死胎或早产情况的发生。

在准备怀孕时喝酒也是有危险的。事实上，女性不仅要在妊娠期戒酒，在准备怀孕的时候也要戒酒。一些研究发现，在一个特定的周期内，受孕率随着酒精饮用量的增加而降低。在丹麦，有一项研究发现，1 周喝酒 10 次的女性成功怀孕的时间要比 1 周喝酒 1 ~ 5 次的女性明显推迟很久。另外一份丹麦的研究报告表明，适量地喝酒不会影响受孕时间。适量饮酒是指女性 1 天不超过 1 杯，男性 1 天不超过 2 杯。上文所说的"喝 1 次酒"一般是指 140 克的白葡萄酒或 340 克的啤酒或 40 克的烈酒。

如果要在准备怀孕期间喝酒，生殖专家建议每周喝酒不要超过 4 次，而且只能在排卵前喝，而不能在月经来潮之前的两个星期喝。因为许多女性不知道自己受孕的确切时间，如果她们的确在准备怀孕期间喝酒的话，可能会危及自己的妊娠安全和孩子的健康。酒精也会影响男性的生殖能力，男性酗酒会导致睾丸激素的减少以及精子体积和数量的降低。再者，过度饮酒的话，会导致性冷淡和男性勃起功能障碍。但是目前还没有发现适量饮酒对身体有什么害处。

● 不要服用违禁药物

人人都知道大麻、可卡因、安非他明、麦角酸二乙基酰胺对母亲和发育中的胎儿有危害作用，但是他们可能不知道，很多违禁药物会影响生育，例如，大麻会缩短女性的月经周期从而降低受孕率。

对于男性来讲，大麻和其他违禁药物会降低精子的数量、破坏精子的质量、扰乱激素的平衡甚至会导致阳痿。合成的类固醇，尤其是用于非治疗目的时，会给男性造成非常严重的副作用，降低精子的数量和质量。

● 限制咖啡因的摄入

大多数成年人每天都要以各种形式，例如咖啡、茶、软饮料或巧克力摄入大约 200 毫克的咖啡因。有证据表明，每天摄入咖啡因超过 250 毫克，就会增加女性患子宫内膜异位以及输卵管性不孕的概率（每 3 杯咖啡中大约含有 300 毫克的咖啡因）。如果女性每天摄入的咖啡因超过 500 毫克，受孕率就比那些不喝咖啡的女性要低。也有报道称每天摄入咖啡因超过 500 毫克，会增加流产的概率。妇产科专家建议，打算怀孕的女性要把咖啡因每天的摄入量控制在 250 毫克以内，即每天喝的咖啡要少于 3 杯（每杯咖啡为 230 克）。一般来说，红茶或者绿茶所含的咖啡因要比咖啡少一些，煮过 5 分钟的红茶，每杯里面所含的咖啡因含量在 40 ~ 100 毫克，如果只煮 3 分钟的话，会含有一半的咖啡因。其实，适量喝茶对受孕是有帮助的，在美国加利福尼亚，有一项对 210 名女性的研究报告发现，每天喝半杯或者更多的红茶或绿茶可以使每个周期的受孕率加倍。

● 谨服处方药和非处方药

经调查研究表明，一些可以用于治疗孕妇晨吐的催眠药导致了许多严重

金点子

把茶煮上 45 分钟，倒掉水，加上刚开的水，这样就可以除去大部分的咖啡因。

对于男性来说，还没有发现咖啡因对生育有副作用。相反有些证据还表明，咖啡因还有可能增强精子的活性，从而增加女性受孕率。

畸形儿的出生。还有一些其他药物也给孕妇和尝试怀孕的女性造成了很严重的问题。

己烯雌酚（DES）是一种合成雌激素，是供那些容易流产的女性服用的保胎药。那些服用过己烯雌酚的女性所生的女儿可能会患上阴道癌或宫颈癌，所生的儿子也有些会患各种癌症。服用过己烯雌酚的女性，其子女以后出现生育问题的概率会更高。一些服用过己烯雌酚的女性所生的女儿很多方面都会出现异常，从宫颈、子宫到输卵管。这些异常中的任何一种都有可能使她们不育或者异位妊娠、流产、早产。而且一些服用过烯雌酚的女性所生的儿子患有隐睾症，即在胎儿发育时睾丸没有正常降到阴囊中；并且他们的精子数量还会减少，生殖器会发生囊肿和堵塞，从而会导致生育问题。如果认为自己的母亲在妊娠时可能服用过己烯雌酚，一定要告诉医生。

一些目前正在使用的药物可能会导致出现严重的畸形儿，这些药物包括：异维A酸（Accutane），一种痤疮药；阿维A酯和阿维A，这两种药在服用了3年后，还是会对孕妇产生影响。

许多治疗高血压的药物包括钙通道阻滞剂和β—受体抑制剂能够对生育产生副作用，它们会降低精子数量，造成性冷淡和勃起功能障碍。其他的一些处方药尤其是那些用来治疗抑郁症、其他的精神疾病和癫痫的药物，像是锂、丙氯拉嗪和苯妥英也会引起勃起和射精方面的问题或者其他的生殖问题。如果服用了以上这些药物或者其他任何药物，则一定要告诉医生自己正准备怀孕。在医生的帮助下，自己可以衡量这些处方药的利弊。

女性尝试怀孕时（或正在怀孕中），非处方药物对她们来说也可能是有害的。像NoDoz（俗称"瞌睡无"）、伊克赛锭（Excedrin），以及阿纳辛（Anacin）这样的药物含有咖啡因，就像前面提到的那样，咖啡因会严重影响受孕。由于其他很多药物也是有危险的，所以一定要仔细阅读药品说明书。孕前检查时一定要把正在服用的处方药和非处方药告诉医生。

● 慎用药茶或补充剂

植物和草药是很多传统处方药和非处方药的基本来源，虽然它们是天然的，但并不意味着它们就是安全的。有些植物或者草药（也会以药茶或者补充剂的形式出售）已经被发现会影响生育或者对受孕和胎儿的发育有副作用。药草补充剂以及草药不像处方药和非处方药那样做过安全性试验，其剂量和组成也没有一定的标准。人们可能想当然地认为药茶比红茶更安全，更适合自己，但是这并不完全正确。过多饮用薄荷油或覆盆子叶茶会导致流产和其他问题，而红茶则能增强生育能力。

一项研究发现，服用大量的银杏叶、紫锥菊和贯叶连翘会破坏生殖细胞，并阻止卵子受精。而且，研究也表明贯叶连翘能够导致精子的突变。

另外，还有超过 500 种的植物也和流产或出生缺陷相关。其中大约有 50 种是被普遍食用的。下面的列表中包括其中一些和怀孕问题相关的植物。

- 伏牛花
- 黑升麻
- 蓝升麻
- 当归
- 麻黄
- 人参

- 黄连
- 杜松
- 曼德拉草
- 薄荷
- 熊果叶
- 苦艾

遗憾的是，目前人们还无法得知或无法确定服用这类草药达到多少剂量才会引发疾病。因此，为了安全起见最好完全避免服用它们。如果确实想食用草药或饮用药茶，应确保先和医生商量一下，并且要避免使用或饮用大量的草药。

金点子　　不育者应做一个列表，列出正在使用或将使用的所有处方药，非处方药，药茶和添加剂。把这个列表给医生看并让医生写下对每种药的服用建议。

● 健康饮食

预防疾病的两种主要方法是保持健康的饮食和保持均衡的体重。美国政府颁发了新的膳食指南，这使人们能吃得更有营养并能保持或获得均衡的体重。

美国膳食指南

★ 在保持热量充足的情况下，食用足量的水果和蔬菜。依据每天要摄入 8374 千焦的热量的标准，每天要吃 2 份水果和 2 ~ 3 份蔬菜。具体可以依照食物热量水平增减。

★ 每天要坚持吃多种水果和蔬菜。尤其要每周至少吃 5 种蔬菜（深绿色、橙黄色、豆类、淀粉类蔬菜和其他蔬菜）。

★ 每天至少食用约 85 克的全谷类食物。总体来说，保证每天吃的谷类中至少一半是全谷类。

★ 每天饮用 3 杯无脂或低脂的牛奶或类似的奶制品。

脂 肪

★ 饱和脂肪酸的摄取量占总热量的 10% 以下，胆固醇的摄取量少于 300 毫克 / 天，尽可能把反式脂肪酸的摄入量降到最低。

★ 把总脂肪的摄取量保持在 20% ~ 35%，大多数脂肪应该是来源于鱼类、坚果类和植物油中的多不饱和脂肪酸和单不饱和脂肪酸。

★ 当选择或准备肉类、家禽、干豆和牛奶或奶制品时，以脱脂、低脂和无脂为选择标准。

★ 限制含有高饱和脂肪酸或反式脂肪酸的脂肪和油类的摄入，选择低脂产品。

碳水化合物

★ 选择富含纤维的水果、蔬菜和全谷类食物。

★ 选择并制作含有很少添加糖类或甜味剂的食物和饮料。

★ 保持良好的口腔卫生，减少食用含糖和淀粉的食物或饮料，以降低口腔溃疡的发生率。

● 保持健康的体重

体重过重或过轻对生育都有影响。确定体重是超重还是过轻，最好的方法是计算体重指数（BMI）。体重指数是用体重（以千克为单位）除以身高（以米为单位）的平方得来的。

另外有一个好的方法是测量体脂肪或皮肤皱襞的厚度，但是需要卫生保健机构或在健身馆里使用测径器。体脂肪以百分制计算，女性的正常体脂肪是22% ~ 25%，男性是15% ~ 18%。

表 1.1 BMI 分析

BMI	体重情况
小于 18.5	过轻
18.5 ~ 24.9	正常
25.0 ~ 29.9	超重
大于 30.0	肥胖

如果你体重超重，请减肥

女性若体重超重会使体内胰岛素增加，从而导致卵巢分泌过多的雄激素并且不再产生卵子。体重超重也会导致糖尿病，这也是导致不育的一个风险因素。脂肪也会导致激素分泌量改变，从而影响女性排卵和男性产生精子。

BMI 高于 27 或体脂肪水平超过正常 10% ~ 15% 的女性，无排卵性不育和流产的概率有所增加。BMI 高于 30 的女性可能会患多囊卵巢综合征，这是导致不育的一个重要原因。肥胖女性患妊娠并发症的概率很高，如妊娠糖尿病和先兆子痫，这是导致母婴死亡的一个主要原因。肥胖也会增加流产和产畸形儿的概率。尽管如此，也不要盲目控制饮食。体重的骤然降低会导致激素失衡，从而导致不育。

研究发现，BMI 超过 25 的男性由于精子中 DNA 破碎而导致不育的概率升高。体重越重，精子质量越差。研究发现男性体重超重，其伴侣生育的概率会降低，流产的概率增加。这些问题在 BMI 超过 30 的男性身上最明显。

如果体重过轻，请增肥

BMI 低于 17 或体脂肪水平低于正常水平，10% ~ 15% 的女性可能患无排卵性不育。厌食或贪食的女性不育的概率尤其高。

保持体型的锻炼

每个人都知道锻炼和身体健康对自己有好处。锻炼和保持健康的体重是相关联的。据我们所知，体重超重会降低受孕率，锻炼是减轻体重的最好方法之一。锻炼本身并不能帮助怀孕，但它能保持心脏的健康并降低血压，这对于健康怀孕来说尤为重要。

但是，过多的锻炼也会影响怀孕。例如，女运动员进行剧烈的运动或活动，如女马拉松运动员，可能会患有月经不调和不育。

● 摄入适量的维生素和补剂

作为 B 族维生素的一类，叶酸不仅对母亲的健康来说非常重要，对胎儿的发育也尤为重要。叶酸在怀孕早期有助于胎儿神经管的发育，叶酸缺乏会导致婴儿出生时患有严重的神经和骨髓缺陷。因此，建议孕妇每天最少摄入 0.4 毫克叶酸。尽管很多食物都含有叶酸，如麦粒、糙米、浓缩谷类食物、柑橘、菠菜和豆类等，但人们通常很难从食物中获得足够多的叶酸。为了安全起见，建议所有计划怀孕的女性在怀孕前 3 个月和最少在妊娠期前 3 个月开始摄入叶酸补剂。

其他的必需维生素和矿物质包括维生素 A 和铁。但是要确保每天摄入的维生素 A 的量不超过 5000 个国际单位。

素食者尤其要注意在食物或补剂中获得足够的营养。如果没有获得足够量的锌、铁、维生素 B_{12} 和叶酸，她们将很难怀孕或者她们生出畸形儿的概率会升高。一项初步研究发现，一种含有绿茶提取物、蔓荆子、叶酸和其他维生素和矿物质的补剂有可能提高女性的生育能力。

男性也应该考虑摄入维生素补剂，尤其是锌。但要注意，过量的锌具有毒性。不论对于女性还是男性，日摄入 15 ~ 30 毫克锌都是安全的，超过上述量则是危险的。

● 避免热水浴、桑拿浴和喷流式气泡浴

在孕早期，孕妇洗澡时水温过高会损害胎儿的神经管，而在这前 3 个月里，很多女性又并没意识到她们已经怀孕。此外，过高的温度会干扰精子的产生。性传播疾病也和热水浴、桑拿浴和喷流式气泡浴相关。

● 避免有害化学物品和放射性物质

在家里和工作的地方，有很多有毒化学物品和污染环境的有害物质，它们可影响生育，同时可能导致流产和畸形儿的出生。杀虫剂和重金属（比如说铅和镉）都与男女的生殖问题有关，应尽量避免暴露在这些物质中。例如负责混合化学治疗药剂的护士流产的可能性约是正常人的 2 倍。如果必须使用化学物品，要确保在通风效果很好的地方使用。暴露在射线中也会降低两性的生育能力，并且对发育中的胎儿有害。如果必须要看牙医或使用其他 X 射线，一定要告诉医生自己正在准备怀孕，并且要他给你穿一件防护铅服以保护生殖器。

抓住最佳孕龄

年龄对于生育能力有影响，尤其是对女性。总体来说，女性越晚怀孕，她成功怀孕所需要的时间就越长。女性的最佳生育时间是 25 ~ 30 岁。尽管

省钱方案

可以寻找一种含有你需要的所有维生素的复合补剂来替代单独的补剂。一些公司生产的产前维生素比常规的维生素要便宜得多。在大商店购买这些补剂有时也要便宜得多。

如此，还是有很多女性在 20 多岁时并没有结婚，或者她们正在继续学业和事业，或她们只是觉得还没准备好来组建家庭。

● 大龄女性的生育

女性在 30 岁后生育能力明显下降，在 35 岁后下降得更快。30 岁以前女性每个月有大约 20% 的受孕率，40 岁受孕率减少到每月 5%，具体详见表 1.2。

35 岁或年龄更大的女性中，大约 1/3 的人有生育问题。40 岁的女性，不育的概率为 2/3。年龄越大的女性越容易流产（具体详见表 1.3）和生出畸形儿。这是因为 30 岁以后，激素水平开始下降并且卵子的数量和质量也开始下降。刚出生时，女性拥有的卵子数量是她一生中最多的，超过 100 万。当一个女孩到青春期时只剩下 300000 个卵子，而且这些中只有 300 个可被卵巢排出。女性的年龄越大，卵子就越"老"，比较"老"的卵子没有"年轻"的卵子易受精。因为它们已经被暴露在各种不利因素——病毒、X 射线、药物和污染环境的毒素中几十年了。"老"的卵子更容易发生染色体异常，从而导致比如唐氏综合征等疾病。另外，高龄女性的身体健康状况可能也没有年轻女性好。年龄越大，患有严重疾病的可能性就越大，比如说性传播疾病、糖尿病、甲状腺疾病或高血压，这些会影响你的生育能力和足月怀胎的能力。

注意! 男性应该避免穿紧身短裤和裤子，因为这会将睾丸部位包得过紧并影响精子的产生。宽松合适的裤子是准爸爸的很好选择。

表 1.2　母亲年龄与受孕率		
年龄	累计受孕率	月受孕率
30 岁以下	74%	20%
31 ~ 35 岁	61%	9.1%
35 岁以上	54%	6.5%

表 1.3　年龄与流产概率	
孕妇年龄	流产概率
35 岁以下	10% ~ 12%
35 ~ 39 岁	18%
40 ~ 44 岁	34%
45 岁以上	>50%

● 大龄男性的生育

　　男性的生育能力也随着年龄增长而有所下降，但没有女性那么明显。男性从 25 岁开始，产生精子的能力慢慢下降；而且精子活性减弱，从而使它们接近卵子并使之受精的能力受阻。年龄超过 35 岁的男性用 1 年以上的时间使伴侣受孕的概率是 25 岁以下男性的 1/2。

　　怀孕率低的原因之一是年龄大的夫妻的性生活要比年轻的夫妻们少。年龄越大，男性的睾丸激素水平越低，他们的性冲动和达到、保持勃起的能力也会随之受到影响，当然也就影响到他们使伴侣受孕的能力。年龄大的男性更容

金点子　如果年龄已经超过 35 岁，夫妻双方应该尽快为产前检查做出计划。他们应该尽快找一个对照顾大龄孕妇比较有经验的妇产科医生来为自己的生育计划做指导。

易患有疾病，如动脉硬化或糖尿病，这些都会降低性功能。

大龄女性备孕的注意事项

年龄的增长会导致精子的遗传性突变，潜在地导致后代发生遗传性疾病和流产。事实上，对于 35 岁或年龄更大的孕妇来说，如果她们丈夫的年龄超过 40 岁，她们流产的概率会明显增加。

孕妇的年龄对妊娠结果的影响至关重要。年龄越大，受孕率越低，流产的概率也越高。这可能是由于先前所述的各种生理疾病或胎儿的遗传性问题所导致的。正如前面的表格所显示的，大龄女性的流产相对比较普遍。

年龄大的女性出现死产、生出体重过轻的孩子、早产和剖腹产的概率同时也会增加。因此，她们的孩子越有可能患有严重的健康问题，同时也越有可能患有遗传性或先天性疾病。但是不要失望，有个好消息就是大多数的大龄女性只要足月妊娠都可分娩出健康的孩子。

保存生育能力

如果二三十岁的女性因为一些原因必须推迟生育的时间，那么现在应该尽可能地保存生育能力。这主要包括这一章里前面所述的对潜在的一些严重疾病进行免疫，并选择健康的生活方式。也有其他可以选择的方式如冷冻胚胎，这些我们将在下面的部分中涉及。

● 癌症和生育能力的保存

每年大约有 100 000 名处于育龄期的男性和女性被诊断患有癌症。这些人中的很多人想有孩子。他们担心癌症和癌症治疗可能会影响到生育能力。不幸的是，癌症治疗（和其他一些医学疾病）中的化学治疗、放射治疗和一些手术治疗手段都会导致暂时性不育和永久性不育。即使他们的生育能力没受到癌症治疗尤其是化学治疗的影响，医生仍然建议他们在此后的几年里不要生育，因为过了这几年癌症复发的最大可能性才能过去。幸运的是，在治疗前甚至治疗后可以采取一些措施，以增加癌症患者成为一个生物学上的母亲或父亲的可能性。

如果一个人被诊断为患有癌症并且将要接受手术、化学治疗或放射治疗，就要和肿瘤医生商量将来的生育计划。同时，与一个生殖内分泌医生或生育专家预约（也被叫作"不孕不育专家"，参见本书第五章），他可以和患者以及肿瘤医生和其他的医生一起工作，在治疗的过程中观察病人的健康状况。

夫妻双方都可以采取多项措施来保存他们的生育能力。

胚胎冷冻（低温贮藏）

在治疗癌症以前，女性可以进行体外受精，这包括把她的卵子转移出来并用其丈夫或捐献者的精子使之受孕。然后把所得受精卵冷冻并贮藏起来，如果需要的话，可以贮藏到女性把它植入自己子宫的时候。

卵子冷冻

卵子冷冻和胚胎冷冻过程相似，唯一不同的是卵子是在受精前被冷冻。理论上，未受精的冷冻卵子可以以后被解冻，然后用伴侣或者捐献者的精子使之受孕。不幸的是，曾经冷冻过的和解冻的卵子并不容易受孕，直到现在也很少有人通过这种技术得以受孕。

卵巢移植

现在女性想在采用包括手术、化学治疗或放射治疗等医学治疗手段治疗癌症前保存卵子的另一个可行选择是卵巢移植。这只是一个实验性质的新技术，这个技术包括把卵巢细胞移植到身体的另一个部位。有两位女性：一位必须进行骨盆放射治疗，另外一位必须摘除卵巢。在治疗前，她们都把卵巢摘除并移植到前臂上。移植 10 周后这两个人在前臂上仍然产生卵巢激素并出现卵泡的生长。事实上其中一个人是在她的前臂上排卵的！《癌症》杂志曾报告了另一个通过自体移植把卵巢细胞自体移植到前臂上的成功个案。还有一个案例：一名女性在移植了她的同卵双胞胎姐妹的卵巢组织后，成功生出孩子。

精子冷冻

癌症或癌症的治疗会导致男性不育。与卵子不同，精子可以被成功冷冻并解冻以备将来之用。任何一个进行癌症治疗并想成为孩子的父亲的男性都可以把他的精子冷冻起来，除非有医疗方面的和个人方面的原因而不能这样做。

经腹腔镜和阴道联合途径根治性宫颈切除术

这是一项保存女性生育能力的新技术，它针对早期只有少量肿瘤细胞的宫颈癌患者。在这个手术中，只有一部分宫颈被切除，因此能增加女性的怀孕机会。尽管如此，在手术进行之前外科医生并不能确定哪个女性适合使用这种方法。同时这种技术在所有的医疗机构都是不能实行的。但是，这种方法仍然给患有宫颈癌的年轻女性带来了希望。这些女性先前唯一的选择只能是子宫切除、放射治疗和化学治疗——所有这些都可能导致不育。

这些技术也可以用来治疗没有患癌症的不育父母，如何寻找一个生育专家在下面的章节中将详细描述。

特殊情况下的生育提醒

很多癌症患者担心分娩会使得癌症复发甚至扩散。但是，大多数研究表明在癌症治疗后怀孕并未损害健康。事实上一项研究发现，在 40 岁以下女性中，乳腺癌治疗后生育的女性比未生育的女性的死亡风险要低 1/5。研究者们把这称作"健康母亲效应"——一个健康的乳腺癌生存者怀孕并且生育的现象。另一项研究发现，经历过怀孕的比没经历过怀孕的乳腺癌患者存活率要高且乳腺癌复发率降低。一些研究者们推测，或许这些结果不仅仅显示出"健康母亲效应"，也是怀孕所具有的保护和抗肿瘤作用。

癌症患者同时也会担心，如果她们拥有自己的孩子的话，她们或许会产生异常妊娠或者她们的孩子先天就有很多严重的问题，比如说癌症。事实上乳腺癌存活者的流产风险是会增加的，但这只是癌症治疗产生的激素改变导致的，而不是癌症本身导致的。有个好消息就是在进行癌症治疗的男性或女性患者的孩子中，畸形儿的出生率没有明显增长。

生活中有如此多的事情，因此用一定时间来做准备是非常重要的。这些只是你怀孕并有一个健康宝宝的道路上的一些步骤。下一章将讲述妊娠的生理机制，还有不育夫妻可能会遇到的一些问题。

本章小结

■ 夫妻双方都应该至少在准备怀孕前 3 个月进行孕前检查。

■ 在尝试孕育一个孩子的时候采取健康的生活方式。

■ 男性和女性在年龄越来越大时，生育能力都会下降。

■ 高龄孕妇流产和产生其他问题的风险比较高。

■ 男性和女性有很多可行的选择来保存他们的生育能力。

■ 很多癌症患者在治疗后都能健康怀孕并分娩。

第二章
科学备孕及其误区

·内容提要·

了解男性和女性生殖系统·
从卵子到胚胎·通向受孕之路·最佳
受孕时机·有关受孕的常见误区

　　了解人类生殖系统和受孕的过程有助于受孕。了解关于男性和女性生殖系统的知识以后，不育者不仅能够在跟医生谈论有关生殖的话题时更加自信坦然，而且能解决他们很多困惑，减少很多担忧，还能省下不少的时间和金钱。

了解生殖系统

　　与大多数人所想象的不同，很多夫妻并不是在打算怀孕时就能怀孕的。实际上，一对身体健康的年轻夫妻，就是每月过正常的性生活平均也只有 20% 的受孕率。这就是为什么大多数年轻人要怀上第 1 个孩子得花上五六个月的原因，也是为什么高龄夫妻（他们每月的受孕概率更低）要花上更长的时间的原因。

　　虽然使性生活处于最佳时机是受孕的前提条件，但是为了受孕，夫妻双方还得在其他方面也保持良好的状态。大多数人可能认为，自己已经在和宿舍的那些男同学的深夜长谈中学会了怎样怀孕生子了。但大多数人学得更多的是胡编乱造的而不是真实有用的东西，可能更多地学会了怎样不能怀孕而不是怎样怀孕。如果已经忘记了中学生物课所学的东西或者对这门课程根本没有花过心思，重新复习一遍怎样正确怀孕会是一个很好的主意。受孕并不是一个简单的过程，而是一个多步骤多方面的过程。不管怎么说，只注意一两点可能达不到效果或者可能根本不起作用。

要怀孕必须具备以下 3 个重要条件。

1. 男性的生殖系统正常。

2. 女性的生殖系统正常。

3. 有效的性生活。

● 女性生殖系统

从女性下半身的解剖结构可知，女性生殖系统的主要部分为阴道（最下部）、宫颈、子宫、输卵管、卵巢（最上部）。它们是拥有一些共同特征的特殊结构。

■ 一些身体组织，例如阴道和宫颈可以产生黏液。黏液是一种可以根据黏度的不同而对受孕起不同作用（或促进或干扰）的物质。

■ 一些身体组织，诸如子宫、输卵管有规律地收缩或波动，沿着生殖道传送一些细胞或者组织。

■ 另外一些身体组织，例如卵巢在女性月经周期的特定时间分泌激素，排出卵子。

阴道

女性生殖系统的底部是一条长管状的穹隆，称为阴道。阴道内壁薄膜分泌一种保持阴道组织柔软润滑的黏液，以便于性交。

宫颈

阴道的末端有一个伸向子宫的圆形小洞，称为宫颈。宫颈有以下一些功能。

■ 保护子宫和其他生殖器，防止细菌、真菌和病毒的侵入。

■ 月经来临时，子宫内膜碎片流经宫颈排出。

■ 它也可使精子由此潜游至子宫，而后向上游进输卵管。

■ 在胎儿出生时，宫颈开口会张大以帮助胎儿通过宫颈上部，即产道。

宫颈也会在月经周期内分泌不同的黏液。在周期的大部分时间内，当女性没有受孕时，宫颈黏液会呈现出少而浓的特点。这种浓度是为了阻挡精子，防止它们很容易就进入子宫内。但是，精子此时就是进入了也没有关系，因为这时的卵子还没有成熟。与此相反，在排卵期内，宫颈黏液就变得多而稀。这会帮助精子更容易地游过宫颈，向上游进子宫和输卵管，最终与一个成熟的卵子相会。

子宫

子宫处在女性盆腔的中央，有着较厚的肌层。它就像是一个倒置的梨，

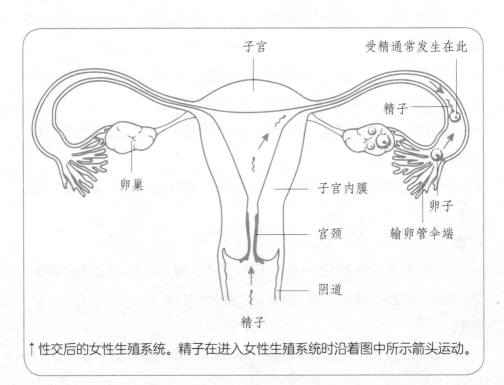

↑性交后的女性生殖系统。精子在进入女性生殖系统时沿着图中所示箭头运动。

省钱方案

如果你已经为怀孕努力了 3 个月以上还没有成功，那在月经中期的时候就可以服用诺比舒咳（Robitussin），或是其他类似的非处方祛痰类止咳糖浆。祛痰药能增加宫颈黏液的分泌量，并只需要花很少一部分钱。但是一定要保证祛痰药里面不包括抗组胺成分，因为它能使黏液干燥。这里有一个判断的好办法：如果这种药能使你的鼻子干燥，也一定能使你的阴道干燥。

受精卵通常就是在这里进入子宫内膜而着床，然后在这里受到滋养，经过 9 个月的发育成熟后进行分娩。分娩时子宫有规律而且有力地收缩，将胎儿推出子宫，进入产道，然后穿过张大的宫颈和阴道。月经来时，子宫也会收缩（但不是那么有力），来排出未受精的卵子和脱落的子宫内膜。

一般来说子宫处于盆腔的里面。80% 的女性子宫前倾，这叫作前倾子宫。如果子宫前倾而自身又弯曲，就叫作前屈子宫。当然也有女性的子宫是后倾的，即女性的子宫是向脊椎倾斜的。如果子宫后倾同时又弯曲的话，就叫作后屈子宫。后屈子宫比较常见，但这并不意味着女性就不能怀孕了。

子宫壁是由一些叫作子宫内膜的组织组成的。子宫内膜在月经周期内随着激素的变化而变化。在月经期间，子宫内膜会蜕化剥落。

输卵管

输卵管是运送卵子到子宫的管道，位于子宫两侧，是一条长的肌肉组织，也叫作"喇叭管"。输卵管的每一个部分上面都排列着一些细胞——其上面覆盖着显微镜下呈头发状的投影，叫作纤毛。纤毛细胞呈波浪状摆动，帮助引导卵子通过输卵管。输卵管的末端叫作输卵管伞端，是一些精细的漏斗状结构，可接受由卵巢排出的卵子。

输卵管自身能产生一种对卵子有营养作用的营养液。输卵管的收缩或是纤毛的拍打作用都会运送受精的卵子进入子宫着床。

卵巢

最后一个生殖系统结构是卵巢，但是生殖系统不仅仅包括我们所讲到的这些。卵巢呈橄榄形，也如橄榄一般大小，它位于输卵管下面，子宫两侧各一个，里面含有卵子。每个卵子都被包含在一个泡状结构中，叫作卵泡。每个月都有一些卵子成熟，但是通常只有一个卵子从卵泡中释放出来。大多数女性有两个卵巢，但是如果只有一个的话，它就要承担所有的月经周期功能。

● 女性激素

女性激素调控着月经、排卵、受精、受孕等生理活动，如果受孕成功的话，分娩也会受到女性激素分泌量高低的精密调控。不管是男性还是女性，其体内都包括许多不同的腺体，产生各种激素。激素从血管中运行到特定的靶组织，像化学信号一样起作用，来调节身体的无数功能。从血压调节到甲状腺功能，到尿的排出量，当然也包括生殖，无不在激素的掌控之内。如果还不知道男性和女性有什么不同的激素的话，应该先掌握这方面的知识。

促性腺激素释放激素（GnRH）

当信号从下丘脑，即大脑基底脑垂体之下的一个特殊区域，释放出来时，月经周期就开始了。每隔60～90分钟，下丘脑会释放一种叫作促性腺激素释放激素的激素，此过程会持续1分钟之久。促性腺激素释放激素刺激下丘脑之上的脑垂体，使它分泌两种激素，卵泡促激素（FSH）和黄体生成激素（LH）。

卵泡促激素（FSH）和黄体生成激素（LH）

卵泡促激素又叫作促性腺激素，是在脑垂体中产生，在月经周期的前半段（即卵泡期）起重要作用的。而黄体生成激素是在月经期的第2个阶段（即黄体期）起重要作用的。

女性月经的第1天标志着新的月经周期的开始。这时，脑垂体释放卵泡促激素，它能作为信号刺激卵巢增加主要雌激素的分泌。在雌激素的影响下，子宫内膜进入增殖阶段。就是说，子宫内膜会生长变厚以准备受精卵着床。

卵泡促激素能促进包含卵子的卵泡生长成熟。在月经周期第 7 天的时候其中有一个卵泡生长得非常快，其他的卵泡则落在后面，最终被身体吸收。

在一般情况下，按照月经周期以 28 天计算，第 14 天的时候，黄体生成激素开始代替卵泡促激素起重要作用。黄体生成激素分泌量的升高突然而剧烈，这种过程称为黄体生成排卵高峰，期间排卵时达到顶点。在排卵高峰里，黄体生成激素刺激产生一些重要的卵泡功能。跟人体内其他的每个细胞一样，卵子也有 46 条包含基因物质的杆状物，即染色体。成熟的卵子，经减数分裂

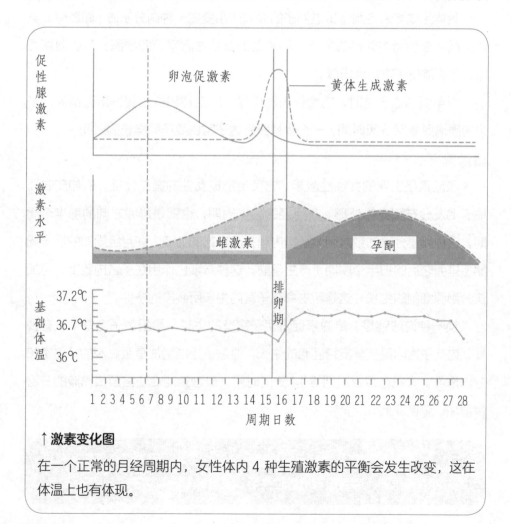

↑激素变化图

在一个正常的月经周期内，女性体内 4 种生殖激素的平衡会发生改变，这在体温上也有体现。

成 23 条染色体。

男性的精子一开始也有 46 条染色体。但是在与成熟的卵子结合前也减数分裂成 23 条染色体。这样一来受精卵就有了一套完整的染色体，一半从卵子中来，另一半从精子中来。

黄体生成激素也能促进卵泡进一步成熟，使它裂开从而释放出卵子。卵子从卵巢上面的卵泡中排出，被输卵管末端的输卵管伞端接受，然后沿着狭窄的输卵管运动，以便受精。

孕酮

黄体生成激素会刺激排过卵子的卵泡残余变成一种内分泌腺，即黄体。黄体生成激素刺激黄体产生另外一种主要的女性性激素，即孕酮。与雌激素类似，孕酮能使子宫内膜增厚。

当孕酮到达子宫时，它会使内膜增厚，以支持和供给营养给受精卵。子宫内膜增厚要用 5 天时间，一个受精卵到达子宫也要花同样长的时间。

雌激素

雌激素是主要的女性性激素，它负责形成女性的第二性征，例如皮肤质地、毛发分布和身体外形。在月经的前半周期，也就是排卵之前的那半个周期，这种卵巢分泌的激素刺激子宫内膜充满丰富的血液，在月经周期的后半周期（排卵之后的那半个周期）产生孕酮。这种激素也作用在子宫内膜上，可加快分泌腺细胞的生长，这是新生命在子宫内生长所必需的条件。

换一种说法就是，雌激素促进了子宫壁的生长。孕酮使子宫壁柔软有弹性，这让子宫内膜能够支持胚胎的生长。雌激素还能增加宫颈黏液的分泌量和分泌浓度。大概在月经周期第 14 天的时候，雌激素能促使宫颈口黏液的分泌量增加，浓度变低。

注意！ 不要等到你认为自己要排卵了才过性生活，因为你有可能在预料的时间之前排卵。而且没有进行性生活，就意味着没有精子来与卵子结合。

如果女性没有怀孕，黄体就会退化，孕酮在 14 天后就会停止分泌。在月经周期的第 2 个阶段即黄体阶段，雌激素的分泌也会逐渐停止。因为没有激素的刺激，子宫内膜的上层开始从子宫壁上脱落；子宫壁因为不能再维持准备接受受精卵的营养和支持状态，所以就破碎脱落了。子宫的节律性收缩会排出经血凝块——子宫壁上的多余部分，还有分解的卵子。月经排出的途径是从宫颈口流到阴道，中间会花上 3 ~ 5 天的时间，这标志着一个月经周期的结束和另一个月经周期的开始。

人绒毛膜促性腺激素（HCG）

如果怀孕了并且受精卵开始着床在子宫壁上，就开始出现人绒毛膜促性腺激素的分泌。

人绒毛膜促性腺激素通常是在受精卵到达着床位置时才开始分泌的。有时候我们把它称为孕激素。这种激素是怀孕时所必需的激素。事实上，是人绒毛膜促性腺激素"关闭"了月经周期，保证了在怀孕过程中再也不会有卵子生成。

● 男性生殖系统

男性生殖系统跟女性生殖系统一样，包括外生殖器和内生殖器。对于男性来说，男性的外生殖器有睾丸、阴囊、附睾和阴茎，内生殖器则有储精囊、输精管、前列腺。而且与女性的卵子处于内部封闭的内生殖器里面不一样的是，男性的精子从外生殖器运动到内生殖器，最终从内生殖器中出来。

睾丸

睾丸是男性主要的生殖腺。这些产生精子和睾丸激素的场所位于一个叫

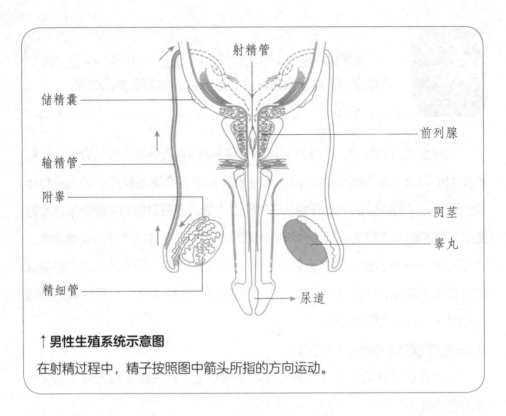

↑ 男性生殖系统示意图

在射精过程中，精子按照图中箭头所指的方向运动。

作阴囊的囊状物中。阴囊处于阴茎两侧的正下方。睾丸中包含着上百个致密的螺旋状微管，叫作精细管。精子在精细管中形成，但这时的精子不能与卵子结合。睾丸被悬吊于体外的阴囊内，比体温略低，而比体温稍低的温度是产生精子所必需的。

附睾

精液中的精子在睾丸内产生以后就离开睾丸进入附睾。附睾是附在睾丸上的致密螺旋形微管。精子在这里大概停留2个星期，在这期间精子将获得游动的能力。

输精管

精子一旦成熟，将通过收缩运动进入到睾丸末端的输精管中。输精管也是呈管状，它连接着附睾和另外两种男性生殖腺——储精囊和前列腺。这两种腺体都会产生与精子混合的精液。精子和精液被储存在储精囊中，等待在性高潮和射精时进入尿道，并从阴茎中射出。

阴茎

在性高潮时含有精子的精液从穿过阴茎的尿道中射出。

● 男性激素

男性激素担负着非常重要的产生精子以及释放精子（射精）的功能。

男性生殖系统受雄激素的影响。与雌激素是主要的女性激素一样，雄激素是主要的男性激素。但是实际上，不论男性女性都有这两种形式的激素。只是一种起主要作用，而另外一种起次要作用。

从青春期开始雄激素就扮演着非常重要的角色，这些激素导致了年轻男性的阴毛和胡须的生长，声音变得低沉，肌肉增多，性欲激增。

雄激素在精子的生成中扮演了重要角色。男性生殖中最重要的雄激素之一是睾丸激素。

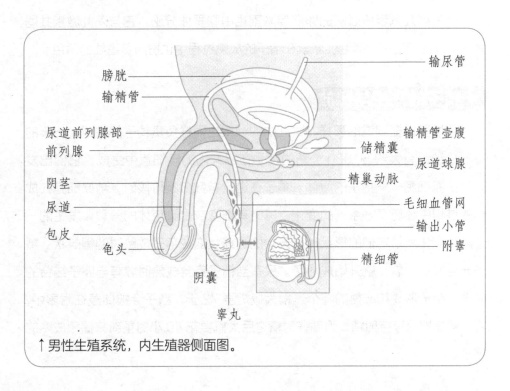

↑男性生殖系统，内生殖器侧面图。

睾丸激素

睾丸激素在睾丸内产生，是最主要的男性性激素之一。它负责形成男性的身体特征，包括皮肤纹理、毛发分布、声音质量，还有性欲。与卵泡促激素一样，睾丸激素可以刺激精子的产生。产生睾丸激素需要 3 种重要的激素：促性腺激素释放激素、卵泡促激素和黄体生成激素。后面两种就是我们所说的促性腺激素，人们可能对这种激素比较熟悉，因为它在女性生殖中扮演了重要角色，并且我们在本章中描述过这种激素。

促性腺激素释放激素（GnRH）

促性腺激素释放激素引发睾丸激素的分泌。它由下丘脑分泌，并释放到产生卵泡促激素和黄体生成激素的脑垂体中。

黄体生成激素（LH）

黄体生成激素是从脑垂体中分泌的，刺激睾丸中睾丸激素的生成。

卵泡促激素（FSH）

产生睾丸激素所必需的卵泡促激素也由脑垂体分泌。它与睾丸激素共同刺激睾丸生成精子。卵泡促激素在精子的成熟过程中也扮演着重要的角色。

● 精子的产生与释放

就像我们提到过的那样，睾丸中的激素也同样负责精子的生成。一天的每一分钟都有大约 50 000 个新的精子在睾丸内的精细管中生成，它们出发时是精原细胞——精子的原体。精子在进行减数分裂阶段时，精原细胞在成熟的过程中经历了一系列的变化，其中有细胞或是染色体的分裂。发生的一个剧烈变化就是它们的形状从一开始的圆球状变成精子成熟时的蝌蚪状。精子一旦发生分裂，就开始成熟了。只有当精子完全成熟时才有与卵子结合的能力。精子形成和成熟的整个过程大概需要 72 天，精子会被储藏在附睾中，它们将在那里等待射精。附睾在射精之后大概要花 40 小时重新来储藏成熟的精子。

通向怀孕之旅

虽然卵子只需要与一个精子结合便能形成受精卵，但是男性每次射精都会释放大约 3 亿个精子。释放如此庞大的精子群是为了保证有着正常形状、可运动的精子能够足够快地往上游，并且与沿着输卵管往下运动的卵子结合。实际上，精子是按照一条相对比较直的线沿着阴道向上游去，先是经过宫颈口，进入宫腔，最终进入输卵管，如果运气好的话就能够投入一个成熟的卵子的怀抱。这个过程持续时间在 45 分钟到 12 小时。实际上是输卵管肌肉的收缩作用、输卵管纤毛的拍打作用与精子自身运动的共同作用使得精子进入输卵管的。如果男性没有数百万个有着正常形状、可快速运动的精子，女性的受孕率就会大大减少。我们将在第九章讲到，最近的医学已经进步到能帮助那些精子数量很少的男性拥有自己的孩子，这对很多人来说是一个好消息。

虽然有如此庞大的精子队伍，但是只有几百或是几千个精子可到达卵子所处的输卵管。其他成千上万的精子则在非常恶劣的环境中被损坏了。以下是精子可能遇到的问题。

■ 许多精子在阴道内会被杀死。

■ 宫颈黏液可能会很稠而使精子不能进入子宫。

■ 精子的运动能力很弱，很少能够存活下来。有极少的例子表明宫颈黏液中包含一些能使精子丧失活动功能的抗体。但是现在我们还不是很清楚这些抗体在阻止怀孕或导致不孕方面到底起了多大的作用。

■ 精子一旦从阴道经过，子宫和输卵管就会破坏它的结构，导致它不能够运动，从而给精子接近卵子制造了动力方面的困难。

> **注意！** 如果男性在过去的几个月中被感染或是患了感冒，或是得了其他严重疾病，这些都能导致男性的短暂不育。这样的好处就是经常会有新的健康的精子再次产生。那坏处呢？坏处就是要花将近 3 个月的时间来补充精子。

到达宫颈管的精子有一半会进错另一条输卵管去寻找那个并不存在的卵子。在那些进对输卵管的精子中，有很多在输卵管错综复杂的褶皱中丢失了。余下的精子在这个旅程中将会经历一个叫作精子获能的过程。这个过程可以使余下的精子获得穿透卵子并使之受孕的能力。

怀孕不是一个瞬间的事件，它是由一系列生理上的各个重要事件组成的，这些事件会持续好几天。从卵子到胚胎，要经过以下 8 个有时并不是那么简单的步骤。

1. 排卵是受孕过程的第 1 步，但有时候也是最难的一步。在每个月经周期的中期，都有一个成熟的卵子从卵巢表面的卵泡中释放出来。

2. 只有单个的精子能够穿透包在卵子外致密的外膜，这个外膜被称为透明带。这层外膜紧密地包住卵子以阻止另外的精子进入而造成另外一次受精。这次受精所形成的单细胞叫作受精卵。

3. 受精卵在受精开始的几小时后就开始生长，从 1 个单细胞开始分裂，再分裂，这个阶段叫作卵裂。一开始形成 2 个细胞，然后 4 个，再分裂就是 8 个——每次分裂时细胞数量都会加倍。

4. 当受精卵持续分裂时，它从输卵管往下运动到子宫。尽管每次分裂时细胞数目都会增加了，但是细胞会变得更小，所以整个受精卵不会变大。如果整个受精卵的大小增加，它将会因为太大而不能穿过狭窄的输卵管通道，从而不能进入到子宫之中。

5. 受精卵由输卵管的肌肉收缩提供动力，在输卵管表面精细的纤毛的引导下进入子宫。快速分裂的受精卵在这里要用 2 ~ 3 天生长分化为最终会具有各种功能的细胞。

金点子 我们有一个很好的理由去进行更频繁的性生活：研究表明，如果夫妻一周性生活次数少于 1 次，或者性生活少于 1 周 1 次，那他们在 6 个月里怀孕的可能性很小。

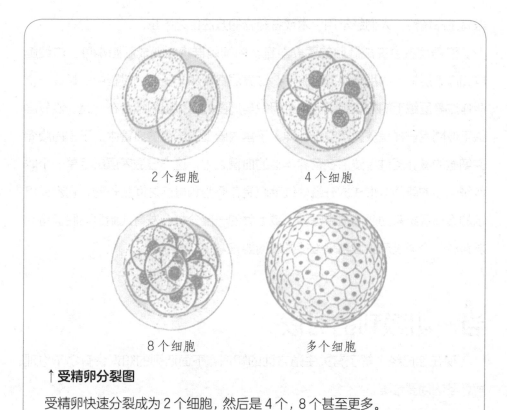

2 个细胞　　　　　　4 个细胞

8 个细胞　　　　　　多个细胞

↑受精卵分裂图

受精卵快速分裂成为 2 个细胞，然后是 4 个，8 个甚至更多。

6. 在受精后的第 7 天，受精卵丢掉了保护性的外膜。此时受精卵变成 1 个有空隙的球状体，叫作胚泡，它新生成时能在子宫腔内自由漂动。现在胚泡必须自己附在子宫壁上或是着床于子宫壁中。

7. 此时受精卵大约分裂成了 100 个细胞。胚泡把自己安顿在子宫壁上，准备着床于子宫壁了。在这个阶段，胚泡分为两个截然不同的部分——内细胞群和称作滋养层的外层扁平细胞群。滋养层将会生长为产生激素的器官，分泌人绒毛膜促性腺激素。

8. 在受精卵着床于子宫时，滋养层细胞穿过子宫壁，嵌入子宫内膜。在受精以后的第 12 天时，胚泡紧紧地附着在或者着床于子宫壁上。

胚泡有时候会着床于输卵管内而不是子宫腔，这就叫作宫外孕。这种妊娠有生命危险，人们经常用手术或者药物的方法使之中止。

滋养层将会变成胚胎的营养器官，内细胞群将会变成胚胎本身。内细胞群和滋养层相接的那一点就是脐带。滋养层在着床于子宫的过程中生长成一个叫作滋养层绒毛的指状组织，这个组织与周围的母体组织结合在一起。滋养层绒毛像刚毛一样呈放射状突出，伸入子宫内膜上的丰富的血管中。子宫内膜允许细微的滋养层绒毛浸浴在营养丰富的血管之中。这一层滋养层绒毛是一个叫作绒毛膜的新器官形成的开端。绒毛膜是在胚胎和母亲之间生长的，它容许母亲的循环系统来为胚胎提供营养。绒毛膜的一部分将会发育成胎盘。胎盘将会发育成一个通过产生激素来维持妊娠的器官。

当一切顺利的时候

现在你已经了解了有关生殖方面的知识，下面所列的知识会有助于你理解怀孕的简要过程。

- 女性必须要排出一个健康成熟并且能受精的卵子。
- 为了接受卵子，输卵管一定不能堵塞。
- 一定在排卵之前或是排卵的时候进行性生活。
- 男性一定要把上百万的健康、可自行生长发育的精子射到女性阴道的深处。
- 一定要有许多精子穿过子宫颈口进入子宫，最终进入开放的输卵管。
- 卵子一定要在输卵管中受精，然后返回子宫。受精卵一定要着床于激素预先作用过的、正常形状的子宫，然后才能生长成为一个健康的胚胎。

在以上的介绍中可以了解到怀孕过程中容易出现误差的机会太多了。这就是如此多的夫妻，不管是能生育的还是不能生育的，都要花很长时间来怀孕的原因。下一章我们将讨论这个问题。

生男生女的秘密

男孩调皮可爱，女孩甜美乖巧，每一个孩子都是爱的结晶，我们一般不主张特意采取某种方式来达到生男生女的目的。但是为了预防一些跟性别相关的遗传性疾病，我们有必要了解一些方法来提高生男宝宝或生女宝宝的成功率。

● 生男生女谁说了算

许多人都希望能按照个人的心愿生宝宝，但是生男生女并非是由母亲决定的，而是由父亲的性染色体决定的。人体一共有 23 对染色体，其中 22 对为常染色体，一对是性染色体，男女各不同，女性是 2 条 X 染色体，而男性一条为 X 染色体，另一条为 Y 染色体。生男还是生女，就取决于是否有这一条来自父亲的 Y 染色体。

生殖过程就是生殖细胞（精子和卵子）先经过两次减数分裂，使原来的 23 对染色体变成 23 条；当精子与卵子结合成受精卵时，精子细胞核中的每一条染色体就与卵子细胞核中相应的染色体一一配对，使受精卵的染色体数恢复至 23 对。女性只产生一种类型的卵子（X），而男性产生两种类型的精子（X、Y），当卵子与带 X 染色体的精子结合，产生 XX 型受精卵时，就会发育成女性；当卵子与带 Y 染色体的精子结合，产生 XY 型受精卵，就会发育成男性。因此，新生命的性别主要取决于受孕的瞬间与卵子结合的精子类型。

● 遗传基因影响子女的性别

生男生女往往有家族倾向。根据统计调查，生男生女受男性家族遗传的影响更大，家里有多个兄弟的男性更容易生儿子，而姐妹多的男性则容易生女儿。

国外一个研究机构在调查了包括北美和欧洲 927 个家族谱中的 556387 人的信息后发现，有一个受家族遗传影响至今未知的基因在控制着一个男性是有更多的 X 染色体还是有更多的 Y 染色体，从而影响他们孩子的性别。这项研究虽然没有发现家族遗传基因是如何发挥作用的，但确实是使男性决定着生男还是生女的论证得到了证实。这种生男生女基因对女性影响不大，但她们会携带这些基因并把它们传给孩子，从而影响后代生男生女的概率。

● 饮食调节决定生男生女

食物有酸性、碱性和中性之分，据医学专家的发现，女性多吃碱性食物，男性多吃酸性食物，可以帮助生男孩；而女性多吃酸性食物，男性多吃碱性食物，则对生女孩较有利。

常见的碱性食物

蔬菜、茶叶、水果（高糖水果除外）、豆制品、牛奶等多为碱性食物，醋也是碱性食品。

按碱性强弱划分

弱碱性：苹果、红豆、豆腐、萝卜、卷心菜、油菜、梨、马铃薯、甘蓝菜等。

中碱性：大豆、梅干、红萝卜、西红柿、香蕉、草莓、蛋白、柠檬、菠菜等。

强碱性：柑橘类、柿子、黄瓜、胡萝卜、葡萄、茶叶、葡萄酒、海带等。

按种类划分

蛋乳类：鸡蛋蛋白、人乳、牛奶。

豆、豆制品类：扁豆、大豆、红豆、豌豆夹、豆腐等。

菇类：香菇、松茸。

蔬菜：魔芋、菠菜、芋头、莴苣、红萝卜、百合、马铃薯、牛蒡、萝卜、南瓜、竹笋、红薯、莲藕、大黄瓜、茄子、洋葱等。

水果类：香蕉、草莓、橘子、苹果、柿、梨、葡萄、西瓜等。

海藻类：海带。

常见的酸性食物

肉、蛋、鱼、动物脂肪和植物油、米饭、面食、糖类甜食等食品多为酸性食物。

按酸性强弱划分

强酸性：蛋黄、奶酪、甜点、白糖、乌鱼子、柴鱼、金枪鱼、比目鱼等。

中酸性：培根、火腿、鸡肉、猪肉、鳗鱼、牛肉、面包、小麦、奶油等。

弱酸性：白米、花生、啤酒、油炸豆腐、海苔、泥鳅、空心粉、葱等。

按种类划分

鱼贝类：小鱼干、鲔鱼、章鱼、鲤鱼、鲷鱼、牡蛎、生鲑鱼、鳗、蛤蜊、干贝、鱼卵、泥鳅、鲍鱼、虾。

乳制品：奶酪。

谷类：米糠、麦糠、燕麦、胚芽米、碎麦、荞麦粉、白米、大麦、面粉、面包。

蔬菜类：慈姑、白芦笋。

海藻类：干紫菜。

肉类：鸡肉、马肉、猪肉、牛肉、鸡肉汤。

豆类：花生、蚕豆、豌豆、油炸豆腐。

● 生男宝宝应做好的准备事项

生孩子并不是简简单单的一件事情，要想心想事成，在了解基础的生育知识后，事前准备事项也必不可少，这样才能提高生一个健康而聪明的孩子的概率。

测量基础体温

无论是想生男孩还是女孩，测定出排卵日非常重要。自我测定排卵日的方法通常有两种：基础体温测量和利用宫颈黏液的状态推测。如果个人月经不准，不能确定自己推测的排卵日可通过医生的帮助来诊断排卵日。

持续测量基础体温，确定体温突然下降的日子。特别要确定体温下降至最低点的日子，因为这意味着排卵开始，同时，注意查出宫颈黏液分泌量的巅峰期，一并填入基础体温表。若通过基础体温表测得的排卵日与利用宫颈黏液的状态观察到的排卵日不一致时，则以宫颈黏液的状态推测得到的排卵日为准，同时也应前往医院接受医生的性交日指导。

服用天然钙

天然钙既是营养剂，还能提高生男孩的概率。每天服用 4 颗天然钙，在坚持 2 个月后，在第 3 个月的排卵日，要到医院进行一次超声波诊断及宫颈黏液的结晶检查，以确定是否要持续服用天然钙。一般需要持续 3 个月。若是在此期间已经成功受孕，但是尚未经由医生确诊妊娠前，都应持续服用天然钙；期间若连续 3 天没有服用天然钙，则应重新开始计算服用时期。

备孕前要注意避孕

到受孕预定日为止的备孕前 2 个月内，性交时一定要使用保险套，切实避孕。不可以使用避孕丸或避孕环。此外，想生男孩时，精液愈浓愈好，因此丈夫应适当禁欲，以便在排卵日射出更多充满活力的 Y 精子。

● 选择排卵日性交有助于生男孩

研究发现，在排卵日进行性交，生男孩的概率比较高。若不是在正确的日期进行性交，生男孩的成功率在 62%；若是夫妻双方是在正确的排卵日进行性交，则成功率可超过 80%。

科学研究发现，男性每次射精时的精子中，Y 精子会比 X 精子的数目多 1 倍。但相对 X 精子而言，Y 精子寿命更短暂，它不耐酸，缺乏持久性，不过它在碱性液体当中的活动性比 X 精子高。而在排卵日，阴道内就会分泌较多的碱性黏液，所以在这一天进行以受精为目的的性交，就能保存 Y 精子数量，同时刺激它的活力。同时从月经开始后到预定排卵日为止的 2 周内最好完全禁欲，以增加精液浓度。

但是，有的夫妻可能无法完全禁欲2周，那么可在妻子月经完后第二天和再隔两天进行性交，即在月经完后到排卵日前的2周时间内只能进行两次性交。特别需要注意的是，在排卵日前5天内必须绝对禁欲，然后在排卵日或第二天进行性交，这样方能保证在排卵日内有足够多的Y精子进入宫颈。

此外，人体的身体状态与精子的数量和质量密切相关，当丈夫患感冒等疾病时可能引起体能衰弱，从而影响Y精子的产生数量和质量；若是妻子的身体处于不健康的状态，也可能影响Y精子在体内的活力，降低生男孩的概率。因此，在实施生男生女法时，夫妻双方首先应保持身体的健康。

● 采用深入的性交方式有助于生男孩

Y精子的寿命比较短暂，深入式的性交方式有助于将Y精子送入阴道深处，增加Y精子与卵子相遇的机会。此外，性交结束后不要立刻拔出性器，尽可能保持插入阴道内的姿势约10分钟，则生男孩的概率更高。性交完成后女性也不要立刻移动身体，而应保持双腿紧闭、腰部抬高的姿势约30分钟以上，也有助于Y精子的活动。

要确保男性性器尽可能深地插入，在性交体位上也要多下功夫。如：男性处于女性上方，女性双腿屈膝、尽可能抬高的屈曲位，以及女性趴着，男性抬起女性的腰，由后方插入的后背位等都是适合深入式性交的体位。

● 女性享受性高潮有助于生男孩

女性在性高潮时，会刺激阴道分泌碱性液，更利于Y精子的活动，生男孩的概率就更高。因此，性交时尽可能让女性达到高潮，也有助于生男孩。

要让女性享受到性高潮需要夫妻二人互相配合，丈夫更应多花一点时间进行前戏，挑起妻子的情欲。妻子则应尽量放松，享受性爱过程，都可有效帮助女性达到高潮。如果性爱过程中能让妻子享受到2~3次的高潮，碱性液体就会分泌得更多，就更利于Y精子的活动。

不过每个人的体质都有所不同，有些女性较为敏感，就更容易达到高潮；有些女性则较难达到高潮。性高潮只是在理论上增加了生男孩的概率，因此即使性爱过程中没能达到高潮，也不要产生心理压力，以自然放松的心情享受性爱乐趣，反而容易达到高潮。

● 生女宝宝应做好的准备事项

从决定生女孩开始，必须要了解基础的生育知识，并做好以下准备。

测量基础体温确定排卵日

从想生女孩那一天开始，就应坚持每天正确测量基础体温，以此确定排卵日。准确的排卵日还可通过分析宫颈分泌液、医生诊断等方法得知。

备孕前要注意避孕

备孕前 2 ~ 3 个月，性交时一定要使用保险套，切实避孕。不可以使用避孕丸或避孕环。孕前进行避孕可给夫妻调养身体、选择生男孩还是生女孩做好充足的准备，夫妻身心健康才能确保孩子的身心健康。

● 选择排卵日前性交有助于生女孩

选择合适的性交日期，有利于提高生女孩的成功概率。

排卵日前 2 日是最佳受孕时间

在通过基础体温测定或其他途径确知了排卵日后，往前推 2 日，就是生女孩的最佳时间，可以安排以受孕为目的的性交。

例如，从这个月月经开始后第 14 天是排卵日，那么排卵日前 2 日也就是月经后第 12 天，就是想生女孩的受孕日，也就是性交日。

受孕日前每隔 3 天性交一次

要生女孩，就要有选择地避开 Y 精子。在男性精液中，X 精子要比 Y 精子少。也就是说，如果精子总数越多，则 Y 精子数越多，当然在子宫内与卵子结合的可能性就越大。相反如果减少精子总数，Y 精子数也会减少，所以 Y

精子与卵子结合的可能性也会减少，也就是生女孩的可能性更大了。

排出的精子数量与性交频率有密切关系。从月经终了时开始，到以受孕为目的的性交日为止，利用频繁性交，可以减少每次排出的精子数量。但"频繁"性交也要有个度，据调查统计，很多成功地生女孩的人大多每隔3天进行一次性交，也许这个频度才能使X精子与Y精子数保持平衡。此外要注意，这一段时间的性交，一定要利用保险套避孕。

● 采用浅插入性交有助于生女孩

要使到达子宫的Y精子减少，X精子留下较多，进行浅插入性交是生女孩的必要原则。

因此，男性射精必须在男性性器尽可能浅插入的状态下进行。这样，精子从射出至到达子宫入口为止的距离和时间都会延长，不耐酸的Y精子就会慢慢失去活力，而耐酸的X精子到达子宫的比率较高。

同时还可在体位上下功夫，采用男女结合较浅的体位，男性的性器就不会深插入。例如，女性伸直腿、男性在上方的伸长位，或是男女都侧卧、面对面的侧卧位等，都适合进行浅插入性交。

● 女性避免兴奋有助于生女孩

虽然因人而异，但性交时女性如果强烈兴奋或是感受到极大的快感时，都会达到高潮。一旦达到高潮，子宫颈管就会分泌大量的强碱性液体。这对生女孩极为不利。

因此，性交时女性要尽可能避免兴奋，不要让自己达到高潮，男性插入后要赶紧射精。但是，性交时也不能过于谨慎小心，这样可能使男性无法射精。即使是浅插入性交，男性也可能很难勃起或射精，这时女性必须爱抚男性的性器，给予一些刺激，帮助男性迅速射精。

女性易感体质，较容易达到性高潮，因此可以利用粉红胶维持适度的酸性。同时，对于既想要达到高潮，又想生女孩的夫妇，也可以使用粉红胶。

● 性交后一周禁欲有助于生女孩

如前所述，以生女孩为目的的性交，最佳时间安排在排卵日前2日。如果按照计划，在性交日当天就受精那是最理想的情况。但是，如果当时未受孕，而在预定日后进行性交就可能妊娠，如果这天恰好是排卵日，反而生男孩的可能性增大了。

所以，在受孕预定日以后的4～5日是可能妊娠时间，必须禁欲，以免不小心妊娠，或者采取安全的避孕方法避孕。

创造一个易受孕的环境

影响受孕的因素有很多，受孕环境、人的生理节律、年龄、季节、性交体位等因素都可能会对受孕造成影响，了解一下这些因素，不仅能提高受孕的成功率，还能为优生优育提供参考，孕育一个健康的宝宝。

● 适宜受孕的环境

受孕需要一个良好的环境。中国古代胎教学便非常重视受孕时外界环境因素的影响，指出太阳黑子爆发、雷电交加、日食月食、大寒大暑、大雾等环境不宜受孕，因为这些会影响人体的生殖细胞，引起畸变，生出不健康的宝宝。

理想的受孕环境应空气清新，温度适宜，能够让人精神振奋，同时还能保持充沛的精力。卧室应避免外界的干扰，床上用品应该是干净的，最好是刚洗晒过。如果再放些轻松的乐曲作为背景音乐，就更能让人产生良好的心理暗示，使夫妻双方以最佳的状态播下爱的种子。

● 生理节律与受孕的关系

科学研究表明，人从出生到生命终止，身体内一直存在着体力、情绪及智力三方面的周期性变化，这种周期性的变化即为人体的生理节律。在高潮期，人表现得体力充沛、幽默风趣、机智灵活、思维敏捷，如果在夫妻双方都处于身体情况的高潮期怀孕，就能孕育出特别健康聪明的宝宝。反之，如果夫妻双方都处于低潮期或低潮与高潮期临界时，就易生出体弱、智力有问题的孩子。而如果夫妻一方处于高潮，另一方处于低潮，就易生出健康和智力情况一般的孩子。所以，以下几条是我们需要做的。

找出夫妻双方的生理高潮时间

据观察，制约人体体力的生理节律周期为 23 天，制约人体情绪的生理节律周期为 28 天，制约人体智力的生理节律周期为 33 天。每一种生理节律都有高潮期、临界日及低潮期，临界日是指每个周期最中间的那一天，也就是低潮与高潮的临界时间。三个生理周期的临界日分别为 11.5 天、14 天及 16.5 天，临界日的前半期为高潮期，后半期为低潮期。如果夫妻能在 3 个节律的高潮期里受孕是最好不过的了。

通过万年历计算人体生理节律周期

用万年历计算人体生理节律周期，是用从出生那天起到受孕那天的总天数，加上闰年所增加的天数，然后分别除以 23、28、33 这三个数字，通过所得余数大小便可得知身体分别处于三个节律周期的哪一阶段。余数等于临界日的天数为临界日，余数小于临界日为高潮期，余数大于临界日为低潮期。

● 规律作息利于受孕

能够提高受孕概率的细节，其中很重要的一项就是要调整作息时间，养成健康的生活方式。研究证实，夫妻双方身体舒适且心情愉快时同房，能促使内分泌系统分泌出大量有益于健康的酶、激素及乙酸胆碱等，让夫妻双方的体力、智能处于最良好状态，这时性功能最强，非常容易进入性高潮，形成优良的受精卵，并成功受孕。

反之，如果备孕夫妻作息长期不规律，就极易使身体疲劳，破坏体内激素分泌的平衡，从而造成身体营养不良，或免疫功能减弱的状况，降低精子和卵子的质量，影响受精卵的形成。即使受精卵成功形成，不良的身体状况还可能干扰子宫的内环境而不利于受精卵着床和生长，导致胚胎萎缩、流产，从而降低成功受孕的概率。因此，备孕夫妻在孕前就应该调整好作息，养成良好的生活习惯。

● 最佳怀孕季节

怀孕的最好季节是夏末秋初，这是人类生活与自然最适应的季节。此时气候温和适宜，风疹病毒感染和呼吸道传染病较少流行。孕妈妈的饮食起居易于安排，也让胎儿在最初阶段有一个安定的发育环境，对于保证优生最有利。

因为怀孕早期是胎儿大脑皮质形成的阶段，而炎夏温度过高，孕妈妈妊娠反应重，食欲不佳，蛋白质摄取量少，机体消耗量大；严冬温度过低，新鲜蔬菜少，孕妈妈常居于室内，活动量过少并缺少新鲜空气供给，容易受冷感冒。这些不利的气候，都会影响胎儿的发育和智能。

具体来说，怀孕的最佳月份在 7～9 月。如果这段时间怀孕，3 个月后正是秋末冬初，水果蔬菜较丰富，可不断调换品种，变换口味，改善饮食，保证营养、维生素等的供应；早孕反应在怀孕 3 个月后逐渐消失，此时新鲜粮食、瓜果更多，营养更充足。

到次年的 4～6 月分娩，正好是春末夏初，气候温和，能让产妇顺利度过产褥期，也便于哺乳和给新生儿洗澡。到 6 月份后，天气变暖，可以把孩子抱出室外，经常晒太阳，防止软骨病、佝偻病等缺钙性疾病。当婴儿 6 个月后，需要添加辅食时，又能避开肠道传染病的高峰期。

不过，怀孕时间除考虑到季节因素外，还应考虑到夫妇双方的身体条件、精神状态等因素。

● 最易怀孕的时期

正常生育年龄的女性卵巢每月只排出一个卵子，卵子排出后可存活 1 ~ 2 天，精子在女性生殖道里可存活 2 ~ 3 天，受精能力大多是在排卵后的 24 小时之内，这样超过 2 ~ 3 天精子就会失去与卵子结合的能力。所以在排卵前 2 ~ 3 天和排卵后 1 ~ 2 天性交，最容易使女性受孕，医学上称为"易孕阶段"，也叫危险期。

因此，女性要坚持进行基础体温测量，推测出排卵日期，然后抓住这个时机，就很容易成功受孕。

误区

现在既然已具有一些怀孕方面的知识了，那么就需要把那些真实有用与胡编乱造的东西甄别开来。在试图怀孕的时候，人们会听到很多神秘和错误的说法。当然这些说法有些有真实的成分存在，但是大部分最终都经受不住科学的检验，有些被证明是科学的，有些被证明是没有科学根据的。

以下是关于怀孕的比较常见的谬论。

1. "传教士体位"是最佳的受孕体位。事实却是：大多数人以为如果性交的时候女性在上位的话，精子就会流出阴道，从而降低受孕概率。但是，无论夫妻是否采取传教士体位，精子总是会设法成功地进入它们所需要去的地方。不管男性采用哪种体位，射精时的力量都足以把精子驱动到宫颈口黏液中。这些到达宫颈口黏液的精子就能通过宫颈口，进入子宫。而那些不能到达宫颈口的精子无论怎样都有可能在阴道的酸性环境中死掉。所以，请使用那些对夫妻双方来说最舒服的体位。夫妻要想生育最重要的是要有性生活。

2. 性高潮会增加女性的受孕率。事实却是：性高潮会增加女性的快感，但是却不是怀孕所必需的。是否怀孕取决于精子是否能与卵子结合。受孕能在有快感的性生活中发生，也能在不情愿的性生活中发生，甚至没有性生活也能发生——比如说人工授精、试管授精也能使女性受孕。虽然有些科学家在理论上说明性高潮时的收缩会促使精子朝向输卵管运动，但是精子，特别是那些最可能使卵子受孕的精子，是能够依靠自己的力量游到输卵管的。尽管男性的性高潮通常是射精所必需的条件，但是在射精之前还是会有少量精子被释放。

3. 如果想受孕，就应该性生活后最少再在床上待半小时。事实却是：这种说法是"传教士体位"的另外一种推论。有些女性听说性生活完成后急急忙忙下床会导致数百万的精子从阴道流出。我们在前面已经提到过，精子就是溢出来了也有一部分能够到达它们的目的地。有些医生确实建议女性在性生活后应该用枕头垫高臀部待在床上。虽然这个建议没有多少医学上的证明，但是，它至少没有什么坏处。准备怀孕会给夫妻双方造成很大的精神压力，所以虽然不是必需的，但在床上休息一会儿对于缓解性交后的疲惫依然有很大的抚慰作用。夫妻双方一起享受那段安静的时光吧。

4. 精子大约能生存 1 天。事实却是：虽然大部分精子在一般情况下，只能存活 24 小时，但是在女性的生殖系统内却能存活长达 72 小时。在某些情况下，人们发现精子能存活长达 5 天。

5. 总是在月经周期的第 14 天排卵。事实却是：排卵的时间取决于多方面因素，包括月经周期的长短。许多女性月经周期是 28 天，一般会在第 14 天的时候排卵。但是，许多女性的月经周期或长或短，排卵期也相应地变长或者变短。如果女性的月经周期是 25 天的话，她很可能在第 11 天的时候排卵。

6. 每月只能在一个特定的日子（也就是排卵日）受孕。事实却是：女性每个月都有好几天的时间能受孕，最多能有 6 天（即排卵日之前 5 天和排卵日）。但是排卵之后受孕的可能性是很小的。如何确定何时怀孕我们会在下一章中做详细的讨论。

7. 如果这个月是在这边卵巢排的卵，下月就在另外一个卵巢排卵。事实却是：排卵不在卵巢之间交替变动。但是每个卵巢每月都有 50% 的概率排出卵子。有些女性有一个主要的卵巢，从这个卵巢中排出的卵子要多于从另外一个卵巢排出的卵子。

8. 如果以前曾经怀孕过，那第 2 次怀孕就不会出现什么差错。事实却是：以前有过怀孕史是一个很好的征兆，但是这并不是目前怀孕状态的有力证据。夫妻双方生理上发生的很多变化都会推迟或者干扰受孕。有件事是肯定的，那就是年龄变得越大——就像我们在第一章中提到的那样，随之而来的就是怀孕将变得更加困难，有些女性会对伴侣的精子产生抗体，这使得下一次怀孕在没有治疗的情况下变得更加困难（我们将在第四章详细讨论抗精子抗体）。

9."度假的时候能怀孕"或者"放松一下就能怀孕"。这是看似有说服力但却非常错误的认识。度假能够有助于放松，并且越是放松的话越是想做爱。度假也提供了时间做爱，这肯定能提高受孕率。可是这个谬论背后的意思是你太想怀孕了，压力太大，需要放松才能成功受孕。而事实上这并没有什么科学根据。还有另外一个相似的误区：收养也能怀孕，这个说法也已经被证明是错误的。在后面的章节中我们将再次讲到这两个误区。

本章小结

■ 了解男性和女性生殖系统的构造与功能是准备受孕的一项重要任务。

■ 每对年轻健康的夫妻平均每月有 20% 的受孕概率。

■ 精子从产生到成熟大约需要 72 天的时间。

■ 女性每月至多有 6 天的受孕时间。

■ 了解了很多怀孕的真相以后，人们就不会去理会那些传闻和误解了。

第二部分

做好计划，等待「幸孕」敲门

第三章
试一次，再试一次

· 内容提要 ·

为什么要用很长的时间 ·
检查身体是否能排卵 · 精子和男性生殖 ·
向专家咨询前必做的事情

到现在为止，夫妻双方应该已经做好了孕前检查，并且已经采取了一些措施来治疗疾病或者解决其他问题。一个人可能很渴望有个孩子，并且总是希望一旦开始准备怀孕就能够特别快地受孕。

如果人们都想在特定时间里怀孕，可能最终反而会觉得非常失望。就像我们在上一章所说的，为了能够怀孕每个月里要在合适的时间里面做很多正确的事情。但是考虑到每个人的特殊情况，还是有很多事情要做，以此来尽可能快地增加你受孕的机会。

提高受孕概率的正确方法

对受孕率有一些现实的了解是非常重要的。我们在上一章提到过，一般年轻的健康夫妻每月只有 20% 的受孕率。这就是为什么大多数夫妻要花 6 个月到 1 年的时间才能怀孕；如果年龄更大一点，或者还有一些健康问题的话，可能所花的时间要更长一些。

● 年龄

我们在第一章提到过这个问题，而且整本书都强调年龄是生育过程中的一个关键因素。如果 30 岁以下的健康女性只有 20% 的受孕率，那在 40 岁的时候她的受孕率将会降到 5%。

年龄越大，花在怀孕上的时间就可能更长，而且不育、流产、异常妊娠和出现畸形儿的概率也会更大。如果在 35 岁左右为了怀孕努力了 6 个月以上还没有成功，而且也还没有咨询生殖专家（生殖内分泌专家），那现在就需要去向他们咨询了。为了帮助夫妻双方找到合适的专家，我们将在本书第五章提供一些有效地帮助。

● 恰当地安排时间

在上一章里面我们简单介绍了怀孕所必需的所有生理条件。如果这些因素中一个出了意外，那在那个月就很有可能不能怀孕了。安排恰当的时间是精子与卵子结合所必需的条件。有一个非常简单的方法能够最大限度地提高每月的受孕率：那就是尽量频繁地过性生活以确保不会错过最有可能受孕的日子。

研究发现，每个月女性都有 6 天的时间可以怀孕。排卵前 2 天是女性最有可能受孕的时间，所以在认为最有可能排卵的时间前后 3 天里，每隔一天来"安排"一次性生活的确是一个好主意。这就意味着在理想状态下，28 天的月经周期中，需要从第 10 天开始过性生活，以便能够怀孕。因为精子通常只能存活 48 小时，所以这类办法能确保在女性排卵时有足够的精

| 金点子 | 如果你丈夫经常外出旅行，可以把他的精子冷冻起来，那样如果他在你排卵期间不在家，医生就可以用你丈夫的精子为你授精。这种过程就叫作人工授精，这种情况我们将在第七章中讨论。 |

子存在。

　　当然，人们可能更喜欢充分准备，在月经周期第 10 天就开始了"每天"都有性生活。在育龄期中性生活的频率完全取决于夫妻双方。但是有研究表明，性生活频率过高或者频繁手淫会耗尽男性的精液。实际上，因为担心这样做会耗尽精子的供应，所以人们才常常建议男人们应该在妻子排卵前禁欲几天，以便"节省"精子。

　　在以色列进行的一项大规模研究，通过调查那些想怀孕的夫妻证实了这一理论。科研人员向欧洲人类繁殖与胚胎协会做了研究结果汇报。研究人员发现，尽管禁欲后几天内精液的体积和精子的数量会增加，但在排卵前刻意避免做爱对于任何一对夫妻来说，都无任何好处。事实上，当丈夫生育能力低时，禁欲只会使受孕更加困难；而禁欲后的一两天，男性体内的畸形精子会增加。间隔做爱的时间越长，男性体内的精子质量越差，结果精子会变质而再也不能使卵子受精了。

　　做爱时要注意以下事项。如果可能的话，不要用阴道润滑剂。若确实需要，切忌用那些含有杀精剂的润滑剂，这类润滑剂会杀死精子！除了看标签外，最好还是向医生或药剂师询问关于所用润滑剂的杀精剂含量。甚至那些不含杀精剂的润滑剂也会抑制精子的活性。油脂和乳剂也会困住精子。如果一定要用润滑剂，只能选择那些水溶性的。当然，最好的润滑剂还是阴道内的自然分泌物。

女性怀孕的关键

确定排卵时间能进一步确保在最佳时间里进行性生活。不幸的是，排卵时间只能够推算，就是说，只有在排卵已完成后才知道。甚至在排卵后仅一天，要想受孕都是不可能的。那么，就只有等待排卵最有可能到来的时刻。幸运的是，有几种简单无害而又极其准确的方法可以判断女性是否将要排卵。

● 观察身体信号

某些身体信号是可以预示排卵即将来临的，甚至意味着开始排卵。其中一个信号叫排卵前腹痛，这是在排卵前一段时间女性腹部产生的一种感觉。有的女性感到刺痛，有的则感到剧痛，还有的在卵巢内或周围有轻微的不适。

但是，排卵最明显的信号，也是大部分女性所经历过的，那就是在经期到来后宫颈黏液质量和数量的变化。检查宫颈黏液，便知道是否很快就要排卵了。在认为可能要排卵的前几天，将手指插入阴道并在宫颈旁勾出小部分黏液。然后使其在手指间展开，如果黏液呈黏黏的糊状且并不透明，那你不大可能受孕，因为精子无法在这样恶劣的环境中生存或游动。但如果黏液是清澈稀薄而有弹性，这表明就要排卵了。当黏液可以拉成二三厘米长或者更长而并不断开时（即所谓的宫颈黏液成丝现象）最有可能受孕。在这样温和而湿润的环境中，精子也更易存活，并更容易接近卵子。女性能在排卵前长达 6 天的时间内成功怀孕，原因便是精子能在适宜的宫颈黏液中存活达几天之久。

可是，宫颈黏液不足或稠厚并不一定表明最近不会排卵。有些女性在排卵时分泌的宫颈黏液良好，但它是留在子宫颈管内的，很难被检查到。并且，如果女性受到感染或之前在子宫上动过手术，这些都会对宫颈黏液产生不良影响，使之变得稠厚。但对于大部分女性来说，宫颈黏液的变化确实能有效地预测排卵到来的时间。

● 绘制基础体温表

另外一个发现排卵规律的方法是记录基础体温表（BBT）。这常常需要早晨记录体温。基础体温表有时用来确定排卵标志之——黄体生成激素峰（参看本书第二章）。要记录基础体温表，应该在每天早晨起床前测口腔和直肠的体温，或用耳探自测；或者，也可以在其他时间，前提是体温测量应在每天的同一时间进行。然后在图表上绘制出体温的变化曲线，并标记好来月经和性生活的日子。

两三个月后的基础体温表显示，排卵期女性体温的典型特征是，月经中期的体温都有小幅度上升。上升幅度保持平稳，一直到来月经时体温才下降。这称为双向性模式，明显表示已经排卵了。而若体温连续几个月内都会明显地持续升高（称为单向模式）则说明女性可能不排卵，应该尽快去看医生。

有些夫妻误认为，一看到体温上升，他们就应该抓住时机进行性生活。虽然黄体生成激素峰出现在排卵的前一两天，但实际上，到体温上升明显时，可能已经排完卵了。若是这样，再想受孕可能就为时已晚了。事实也的确如此，目前还没有排卵后一天成功受孕的案例。不幸的是，基础体温表只能在排

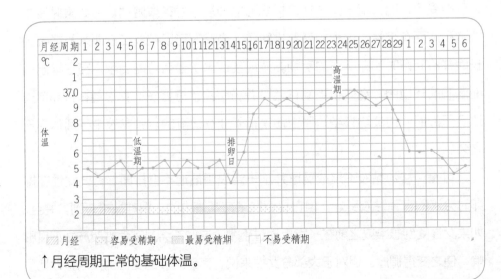

↑月经周期正常的基础体温。

卵后、而无法在这之前来确定排卵期。因此，许多医生并不推荐使用基础体温表。但是，它却能在患者看医生之前，显示排卵模式的一些特征。它同时也能帮助患者和医生确定患者的排卵周期是否异常地长或短。基础体温表的另外一个优点是它能间接地显示早孕现象。卵子受精后，体温有可能会持续升高，而不像月经快来时那样会下降。

● 使用排卵监测仪

　　排卵监测仪非常有助于确定排卵期，并可以在任何情况下进行。通过直接测量黄体生成激素（通常在尿液中）的含量水平，可以检测出排卵前出现的黄体生成激素峰值。

　　在月经中期，大概是月经后第 11 天，女性应该每天做排卵预测实验，连续坚持 4 ～ 5 天。用这些测试来提前了解月经周期很重要。如果已做好了基础体温表，那就更加方便快捷了。

　　市面上有许多有效的排卵监测仪。有两种类型的仪器可供选择：一种是测尿液的，另一种是测唾液的。

尿液检测

　　大多数排卵监测仪是用来测量尿液中黄体生成激素含量的。黄体生成激素峰的出现表明，在接下来的 24 小时（平均而言）内将会排卵。因为波动范围无非是在 16 ～ 48 小时，因此我们可以依靠黄体生成激素峰值，预测女性月经周期内最有可能受孕的两天时间。

　　除了尿液中的黄体生成激素，另一个有效预测排卵的标志是雌二醇，它是一种在卵巢内生成并释放的雌激素。雌二醇能导致宫颈黏液的变化（宫颈黏液是前面谈到的有助于精子长久存活和游动，以便精子与卵子结合的物质）。一般仅测量黄体生成激素就可以预测排卵的时间，但另外再监测 E3G（一种雌二醇的代谢产物）可以了解受孕的实际开始时间，由此增加受孕率。

尿液检测很容易操作：将一根检测棒浸入一杯尿液中，或将检测棒置于流动的尿液之中。5 ~ 10 分钟后，根据检测棒的颜色变化得出检测结果。大多数排卵监测仪，按说明仔细操作后，还是能非常准确地确定女性受孕可能性最大的几天的。尽管许多监测仪声称精确度达 98% ~ 99%，但事实上准确度一般在 85% ~ 88%，有些甚至比这更低。这种受孕测试方法对于月经期很长（超过 42 天）或很短（21 天）的女性来说，并不实用。

尿液检测的价格通常根据监测仪器的水平而定。若你还不确定该买哪一款，可以向产科医生或妇科医生咨询。

唾液检测

最近出现了一些利用唾液进行排卵测试的方法。随着排卵期的临近，雌激素的分泌增加，干燥的唾液常显现羊齿状，这称为羊齿现象。唾液测试虽然用起来更简单，但读数却有可能困难些，因为要在一个内嵌的显微镜下才能读数。此外，并不是所有女性的唾液在月经来临时干燥后都出现羊齿状，或者说只有部分女性才出现此情况。另外，吃饭、喝酒、吸烟和刷牙会影响测试的精确度。因此，一些专家认为唾液测试在预测排卵期上并没有尿液测试准确，不过生产商依然声称它们的精确度相同。

精子：男性生育能力的关键

正如排出一个可自行发育的卵子是女性生育的基础一样，射出健康的精子则是男性生育的关键。你可能听说过，受精只需 1 个卵子和 1 个精子，但这只对了一半。确实，卵子只需 1 个，但却需要成千上万的精子，才能确保和卵子结合的精子是健康的。

男性每一次射出精子的数量有 1 亿～ 3 亿个；如果少于 2 亿个，那么使卵子受孕的机会就减少。每个男性都会产生许多畸形的精子和许多无法以直线运动快速到达子宫并最终进入输卵管的精子。宫颈黏液会过滤出大部分不合格的精子。这样，成千上万的健康精子则须"长途跋涉"才能到达输卵管，这一过程要花 5 分钟到 24 小时。

当剩下的健康精子在输卵管遇到卵子后，它们共同进攻卵子的保护层。成百上千的精子为此死亡。大约 1 小时后，卵子的保护层才脱落，此时，新来的精子会再次发起攻击，侵入卵子的第 2 层保护膜（透明带）。只有那些已经成熟的（参看第二章）精子才能穿透保护膜并使卵子成为受精卵。只有一个精子并且也只能有一个会成功进入卵子。如果不止一个精子进入卵子（称"多精受精"），则这种受精不大可能会成功。但若成功的话（该女性是不知道这一点的，这是毫无疑问的），她很有可能过早流产。

从这一复杂的适者生存过程可以看出，为什么男性每次射精都应该具有足够多数量的精子，为什么大多数精子都必须形态完整，具有活性。

这 3 个关键因素——精子数量、形态、活性——可以通过精液分析进行评估。一般情况下，男性必须到医生的诊所或实验室才能做精液分析；如果他们由于某种原因不能或不想自己将精液样本带来，可由他们的伴侣或者其他人带给医生。

当一切似乎都出了毛病时

如果夫妻双方准备了很长时间还没有怀孕，不用害怕。即使存在生育障碍，现今治疗不育的手段非常先进，怀孕的机会仍然很多。但是，在急着向生育专家求医时，患者自己也可以独立做很多事情。一旦一对夫妻决定向专家咨询时，下面的一些预备措施可以在他们初次见医生时，提供有价值的信息，以节省许多时间。

● 控制局势

不论患者是否存在生育问题，在与专家见面之前，都应该采取一些基本的措施。

1. 如果之前双方都还没看过医生，则应该去检查。正如第一章所述，在组建家庭前，夫妻双方都应该身体健康。

2. 若夫妻在没有任何避孕措施的情况下同居 3 个月后，女性仍然不能怀孕，其伴侣应该进行精液分析。这是必须要做的，甚至应该重复多次，早做分析可以节省时间，甚至省掉许多没有必要的检查和治疗。不少女性曾做了多年昂贵而又有害的不育治疗，但到头来却发现毛病在于自己丈夫的精液不足（记住：即使过去做过父亲的男性，其精液的质量也是会随时间变化而变化的，仍应该进行精液分析）。

3. 开始找生育方面的专家。女性找个合格的生育专家，而男方找个泌尿科医生或激素专家（参看第五章）。我们之前提到过，30 多岁或年龄更大些的女性在 6 个月内尝试受孕而失败后，应该去看生育专家。而年轻些的女性常被建议等 1 年后若仍未怀孕的话，再去咨询生育专家。但无论年龄多大，如果人们非常担心自己可能有生育障碍，此时都应该去看生育专家。而若想再等一些时间，也至少应该寻找一位专家，以便万一事情仍无转机的时候可及时采取其他方案。这将为他们省下许多宝贵的时间，不会让他们失望。

● 自我教育

通过读本书，人们已经在控制自己生育能力方面迈出了一大步。但切勿满足于此。重要的一点是要使自己成为一个生育方面的专家或不孕方面的专家

金点子　　将在家自我检查的结果告知医生，这些宝贵的信息可能会节省你的时间，并免去重做检查的麻烦。

（如果必要的话）。毕竟，为了成功受孕和拥有一个健康的孩子，每个人都愿意付出一切。而自学掌握这一过程是必不可少的。

■ 尽可能地多读些关于怀孕的书。可以去书店、公共图书馆和医学图书馆。不应被那些医学书籍和术语所吓倒。人们不一定理解所读的一切，但知道这些知识仍会很有帮助，尤其是当随着诊断和治疗在不断深入的时候。

■ 使用互联网。互联网在提供大量丰富的信息的同时，也为人们提供了一个与他人探讨的机会。人们可以在获取怀孕知识的同时又不泄露自己的身份。

本章小结

■ 年龄过大和性生活时间不适当是可能降低受孕率的两个重要因素。

■ 观察宫颈黏液的变化是一种确认排卵最好、最容易、最经济的方式之一。

■ 受孕通常需要男性每次射出的精液中至少含有 2 亿个精子。

■ 在去看生育专家前，男性应该做一个精液分析，女性应该对她是否排卵和什么时候排卵有一定的了解。

第四章
导致怀孕困难的原因

·内容提要·

不孕和不育的区别·影响男女生育
的激素以及身体结构因素·遗传性和先天性的原因·
有时不育并没有明确的原因

如果一个人准备了很久还没有怀孕，可能会想，自己是不是无法生育？
什么时候才能有个孩子？他可能会有一种立刻冲出家门，去找一个生育专家咨
询的冲动。

本章的目的不是去描述男性或女性可能遇到的每一个问题，也不是要告
诉人们该怎样处理这些问题（不育问题将会在本章和第五章详细讨论）。实际
上，本章的目的是让人们对影响受孕的一些主要原因有个大体的认识。同时，
这一章还会让人们熟悉那些试图受孕过程中可能遇到的一些医疗术语。如果一
个人决定去见生育专家的话，这将使他受益无穷。他会在了解得更多、更好的
医学知识基础上与医生讨论治疗问题，并充分参与到治疗中去。

"不孕""不育"区别大

人们对于不孕和不育存在着很多误解，还有许多人将两者混淆。不孕是
指完全没有生殖能力。有些人生来就有遗传性的功能紊乱，出生时就没有生育
能力；而其他一些人是由于药物或治疗产生的不良反应而导致不孕。后面这种
情况十分罕见，称为"非自发性不孕"。由于男性切除输精管和女性结扎输卵

管而导致的不孕被称为"自发性不孕"，这种情况很普遍。

不育是指一对夫妻在一年同居未采取避孕措施的情况下依然无法成功怀孕。如果一个女性在尝试怀孕一年以后依然无法怀孕，一个男性没法成为父亲的话，他们就都属于不育。不育的男女有时也被称为低生育能力的人。

男性和女性遭遇不育的概率是相当的，这可能让人吃惊。好在大部分不育是可以治疗的。近来药物治疗、显微外科手术和辅助生殖技术已经取得了明显进步，这使近 75% 的寻求治疗不育的夫妻得以如愿受孕。

到底是谁的问题

就在不久前，许多人甚至包括部分医生还都认为未能生育的原因完全在于女性。尽管这种观点今天仍偶尔被提起，但越来越多的人已经认识到，在不育这件事上，女性和男性可能都会出现问题。的确，未能生育有一半是男性的问题造成的。

不育可能是由众多原因所致，既可能是男性的原因，也可能是女性的原因，或者是双方的原因。仅仅是由于男性出了问题占未能生育者比例的 30%，而男女双方都出现问题的情况占 20%。"女性因素"这个术语用来描述那些可能导致女性不育的因素，而"男性因素"是用来描述导致男性不育的因素。

从个体上看，单个因素可能不会对生育能力产生重大影响，但所有因素综合作用时，影响就很大了。例如，一个宫颈黏液出现轻微问题的女性，如果其伴侣精子量正常的话，她生育可能没什么大问题，但是如果其伴侣精子数量少的话，她的受孕率则会大大减少。

问题究竟出在哪里

怀孕的成功与否取决于许多因素，这一点我们已经在第二章做过介绍。

由于男性和女性的生殖系统十分复杂，所以可能诱发很多问题。其中一些问题可能影响女性排卵、受孕和足月怀孕的能力，其他一些因素可能会对男性生成有活力的精子和将精子射到女性阴道里的能力产生不良影响。而更为复杂的是，双方有可能同时会有多种问题。

生育问题通常被分为3类：激素性不育、身体构造性不育、遗传性不育。生殖问题不是三言两语可以说清楚的。正如将在接下来的描述中看到的那样，许多情况是相互重叠的。

● 女性体内激素异常

在第二章中我们解释了卵巢的基本功能——排卵是严格受激素控制的。所以女性激素分泌一旦减少，就会导致排卵出现问题以及早产情况的发生。

排卵紊乱

排卵紊乱也称作"卵巢因素导致的不育"，是导致不育最为常见的原因之一。在所有女性不育症病例中，由不规则或异常排卵所导致的约占25%（尽管有些估算认为高达33%）。闭经（彻底无经）、持续来经、经期异常（如月经过多、痛经或者经期紊乱）都是排卵功能紊乱的症状。

我们在第一章提到过，某些生活方式方面的原因，如体重过轻或超重、过度饮酒或服用某些药物，会扰乱正常的排卵。上述因素使助孕素黄体酮缺少或损伤，成为排卵最常见的问题之一，也是导致出现不能排卵现象的常见原因。其他可能的原因包括在下丘脑、垂体后叶素或卵巢功能上的损伤，例如甲状腺功能亢进、甲状腺功能减退或糖尿病，能导致排卵的紊乱甚至完全停止。如果不对糖尿病加以控制，它也能诱发不育症，降低受孕率。

多囊卵巢综合征

这是典型的始于青春期的激素异常症状，常会出现排卵方面的问题。通常也称作"斯坦－利文撒尔_氏综合征"或"雄激素过多症"。这类异常症状约存在于5%的女性中，她们的卵巢会产生过量的雄激素，进而又生成过多未成熟的卵泡或胞囊，并且卵巢会扩大。女性患多囊卵巢综合征，月经周期会紊乱或出现无排卵的经期，最终导致不育。患上此症的女性也常为肥胖、粉刺和多毛症所困扰。多毛症是一种在脸、胸、臂、腿和背上出现异常的毛发增生现象，给人一种很男性化的感觉。

高催乳素血症

催乳素类激素过多是另外一种激素失衡，常引起男女生育问题。催乳素是由脑垂体分泌的，怀孕后它在体内的含量会上升，并在妊娠后刺激母体产生乳汁。高催乳素血症的其中一种症状是溢乳，即没有怀孕的女性体内乳汁异常产生。

● 男性体内激素紊乱

激素分泌紊乱尽管是导致女性不育的常见原因，它还会导致男性不育。一些激素失衡的男性，其精子的生成也会受到影响。我们提到过，男性和女性一样，也会遭受高催乳素血症的痛苦。在一些罕见的病例中，男性甚至还会长出丰满的乳房并分泌乳汁。正是由于过多的催乳素会干扰精液的生成，所以患有此病的男性还有可能遭受少精液症、无精症和阳痿的困扰。

性腺功能减退，也称作性激素缺乏症，是另一种激素类疾病，可导致少精液症、无精症和阳痿等疾病。性腺功能减退，即性腺内男性性激素和睾酮的缺失或降低。

性腺功能减退的诱因包括感染、睾丸损伤和内科治疗如放射治疗、化学治疗或手术等。腮腺炎、甲状腺功能减退，以及脑垂体瘤、睾丸瘤和其他肿瘤都能够使成年男性患上性腺功能减退症。有些男性性腺功能减退是先天性的。

> **注意！** 钙离子通道抑制剂是用来治疗高血压的药物，人们发现它能干扰精子与卵子的结合。服用此类高血压药的男性应该向医生说明情况，以便更换另一类型的药物。

● 遗传性和先天性的异常

大多数不育症是由童年时或成年后所患的疾病或医疗事故导致的。但是，在少部分病例中，不育却是遗传性的。遗传性疾病是指与染色体有关并常会遗传给下一代的疾病。例如，一个孩子可能从父亲或母亲或父母双方那里继承了一个有缺陷的基因，使他（她）无法生育。囊性纤维病就是遗传性疾病中一个最普通的例子，它可使男性不育。

尽管所有遗传性疾病都是先天性的，但并非全部的先天性疾病都是有遗传性的。有的是在精子和卵子结合时自然产生的，有的则出现在胎儿发育期。这其中包括特纳综合征和克氏综合征，两者都是染色体疾病，我们将在下面介绍这两种疾病。

男孩和女孩正常出生时都是 46 条染色体，一半来自母亲，另一半来自父亲（染色体由 DNA 组成，DNA 携带人的全部遗传信息）。但是有时候，某个孩子出生时会缺失或多出一条染色体。

特纳综合征

每年，每 2500 个新生女婴中就有一个患上这种十分普遍的染色体异常疾病。患此疾病的女性缺失一条 X 染色体，结果她们不具有正常的卵巢，也就常常无法生育。

克氏综合征

这是种男性最为常见的染色体异常病之一，发病率为 1/500，且一般都是一出生便患有不孕症。患有此病的男性染色体中有一条多余的 X 染色体（XXY），而非正常情况下的 X、Y 染色体各一条（XY）。他们出生时一切看似正常，但到青春期后，便会遭受性腺功能减退之苦。结果是，他们无法产生男性的第二性征如面毛、阴毛并且阴茎睾丸短小。

Y 染色体缺失

Y 染色体是代表男性的性染色体，有些男性先天就缺失 Y 染色体部分片断。这些缺失造成的空白（称为 Y 染色体缺失）是极其微小的，用常规的染色体分析法无法检测出来。Y染色体缺失常导致男性精子数量极低甚至不孕，该病在越来越多的男性不育者中被发现。

先天性异常

有部分男婴出生时便有身体结构异常问题如隐睾，从而导致不育。其他使男性不育的身体因素在本章后面将讲到。

除了导致不育外，母亲的某些遗传性或染色体上的异常均能使早产重复出现。的确，妊娠期前3个月出现的流产有50%～60%由此类异常所致。但是在随后3个月出现的早产大部分都是因为身体构造方面的问题。

女性身体结构的异常

身体结构的异常指出现在身体不同器官或部位的结构性问题。这可能是天生就有，也可能是后天出现的。导致女性不育的常见身体结构性异常，一般出现在宫颈、子宫或输卵管。出现此类异常可能是因为患有性传播疾病、其他感染、身体创伤或遗传性疾病。它们可能是自发性的，即病因不明的。不论什么原因，身体结构发生异常都会阻碍排卵、干扰胚胎的植入或者导致流产发生。

● 宫颈因素

宫颈是女性生殖系统的重要组成部分。精子在"长途跋涉"进入子宫并潜入输卵管最后达到卵子之前，首先要通过宫颈这个入口。正像我们在第三章所看到的那样，优质的宫颈黏液对于精子的存活和在受孕前穿越这头道关卡是必不可少的；而宫颈也是婴儿来到世间的出口，它一直是紧闭的，直到婴儿即将诞生。但是宫颈异常会使宫颈在时机未成熟时提前打开。这种情况，被称作

> **注意!** 如果你刚做完盆腔手术，或感染了性传播疾病，就不用浪费时间和金钱在排卵监测仪上了。这时，应该考虑去看一位生育专家。

"宫颈功能不全"，这是在怀孕后期出现早产的主要原因。在妊娠中期出现流产中有 20% ~ 25% 也被认为是宫颈功能不全的结果。

宫颈问题的出现常是由于性传播疾病、其他感染或宫颈内部接触如己烯雌酚这类药物。我们在第一章谈到己烯雌酚会破坏宫颈黏液，导致子宫颈管畸形，并造成宫颈功能不全。

这一类宫颈异常和其他的宫颈异常同时也可能是由于遗传或其他因素产生的。但是这类问题在很多情况下实际上是医源性的，就是说，它们是用来治疗疾病的医疗手段或干涉措施引发的，并非是疾病自身导致的。这些措施中有的会对宫颈产生伤害，如冷冻术、锥形活检、锥形切除手术、烧灼术、扩张宫颈与刮宫，以及人工流产。

● 输卵管因素

输卵管为精子和卵子提供了相互结合的场所，使受精得以完成。输卵管同时也为新生受精卵提供营养物质，而管内的纤毛蠕动和管壁的收缩有助于引导受精卵进入子宫——受精卵的新家。

20% ~ 35% 的不育症是输卵管损坏或畸形而致。这些异常会阻挡卵子接触前方游来的精子。输卵管可能因为瘢痕组织而被堵塞或固定不动，这将使精子无法移动，不能摄取卵子。

任何手术都可能使输卵管变窄或堵塞，抑制输卵管纤毛的蠕动，并损伤其分泌重要液体的功能。与宫颈问题相似，输卵管的堵塞、阻滞及运动受抑制，也常常牵涉到对其他疾病的治疗问题。例如，有的女性因阑尾断裂、胚胎移位抑或是纤维瘤摘除，以及卵巢囊肿而做了盆腔手术，则不应该再冒险去做管壁粘连手术。同理，用了宫内节育器或已经做了超过两次人工流产的女性，再做与输卵管相关的手术，则有风险。其他可能导致输卵管疾病的因素包括患性传播疾病或其他感染后留下的瘢痕或粘连。稍后将会谈到的子宫内膜异位是另一个导致不育的输卵管方面的因素。

● 子宫因素

子宫是受精胚胎将植入、生长并在后 9 个月内安家的地方。确实，子宫基本的生殖功能就是为发育的胚胎安置一个居所，提供营养和庇护。

子宫发生异常可以阻碍受精卵植入子宫壁内，或提供的环境不适宜早期的胚胎发育，从而导致不育。子宫组织上发生异常可以引起流产的复发以及不孕。多次流产的女性中有 10%～15% 确实在子宫结构上存在某种问题，比如子宫畸形。除了为发育的胚胎提供一个暂时的居所，供应营养和给予保护之外，子宫还负责通过宫颈将胎儿送到外面。

有些女性天生子宫就有疾病，比如双角（双子宫）或隔膜（子宫被隔开）。同前面的宫颈和输卵管因素导致的不育一样，子宫因素导致的不育也可能是由于性传播疾病或其他感染，以及医疗操作后留下的瘢痕和感染等，比如流产的不彻底或扩张宫颈与刮宫术。其他由于子宫因素导致不孕的主要原因还包括子宫息肉、纤维瘤和子宫内膜异位。

子宫内膜异位

子宫内膜的组织长到了子宫以外的其他部位，叫子宫内膜异位。内膜组织有时在卵巢上、输卵管内、膀胱和肠上。在接受完全诊断性不孕病情检查的女性中，有高达 35% 的女性在检查中被发现患有子宫内膜异位。医生们一度认为此现象在有家族病史的女性身上更容易出现。但最近的调查研究显示，实际上已经在患有此病的女性中发现了染色体异常现象。

虽然子宫内膜异位有时是毫无症状可言，但多数女性还是经历过下面一些情况。

■ 痛经。

金点子　子宫内膜异位有家族发病的倾向，因此，应该告知医生你的母亲或姐妹是否有相关的症状，或是曾经是否诊断出患有此病。

■ 腹泻或大便时疼痛，尤其在经期。

■ 性生活时疼痛。

纤维瘤

　　子宫中常存在非癌性瘤，会扭曲或减少子宫腔的大小和容量。这些瘤也会干扰子宫内膜供血，影响对胚胎的营养供给。而纤维瘤是其中很普遍的一种。这种瘤是否会影响受孕、胚胎的植入、婴儿的出生，就取决于它们的位置和大小了。下面是 3 类纤维瘤。

■ 浆膜下层的，生长在子宫的外壁或突出于子宫内壁之上，它会压迫输卵管，影响输卵管输送卵子的能力。

■ 黏膜下层的，长于子宫腔的内部，它能侵蚀子宫内膜，使之无法胜任胚胎植入的工作。

■ 壁内的，长在子宫肌壁内表，它并不一定会妨碍受精，但若其生长过大，抑制了血液输送，则将影响胎儿的发育。

男性身体结构的异常

　　身体结构上的异常是导致女性不育的第二大因素（位于激素之后），但对男性而言，则是导致其不育的第一原因，具体详见表 4.1。典型的结构异常出现在睾丸和阴茎上，这可阻碍精液的产生或传送。此类结构异常可能是先天性的，也可能是某些疾病（比如性传播疾病或其他感染）的并发症，还可能是外科手术的后遗症，例如前列腺手术或睾丸癌手术。

　　下面是部分可能导致男性不育的常见原因。

■ 精索静脉曲张。精索静脉曲张不仅是最为普遍的男性生理异常之一，还是导致男性不育的主要原因。同时，此类疾病也是最容易治疗的。精索静脉曲张是指在阴囊内曲张而肿胀的静脉形成的网状结构，90% 存于左阴囊。精索静脉曲张可导致精子质量低劣，同时对精子产量和活性产生负面影响。

表 4.1　男性不育的常见原因	
男性不育的常见原因	**在男性不育者中所占的比例**
精索静脉曲张	42%
输精管堵塞	14%
其他原因	21%
原发性（原因不明）不孕	23%

■ 隐睾。这是先天性的，在胚胎发育过程中，睾丸未能正常地从腹腔降入阴囊中。若睾丸长时间停留在腹腔内，将会影响精子的生成。

■ 先天性输精管缺失。这是另一种先天性的结构异常。因为缺乏射精时需要的管道——输精管，这种疾病可导致男性不育。

■ 输精管切除。手术时，输精管被关闭以防止精子从睾丸中出来。输精管切除术有时是可以成功恢复的。

■ 输精管堵塞和附睾堵塞。这类堵塞会损害精子从阴茎射出的能力，而精子需要从睾丸出发到阴茎才能射入女性阴道。此类堵塞可能是先天就存在的，也可能是在感染或手术后形成的。但有时候造成输精管和附睾堵塞的原因又不清楚（原发性的）。

■ 睾丸扭转和损伤。睾丸扭转是指睾丸扭结在连接睾丸与身体的精索上。睾丸血液的流动有时会受到阻断，从而造成损害性的肿痛，并进而降低精子的生成率。睾丸扭转可能出现在紧张的运动后，也可能无明显诱因。睾丸的创伤，或对睾丸造成损害，可能极其疼痛并造成精子生成受阻。

● 精子传输问题

除了身体上结构性异常，其他因素也能干扰射精和将精子运送到女性阴道这一过程。最常见的两个因素是阳痿和逆行射精。

阳痿（勃起功能障碍）

如在第二章所讲的那样，获得并保持正常的勃起，要依靠血管正常输血到阴茎，还要依靠神经来引导这些血管扩张从而使血液顺利流入。许多因素（从心理压力到慢性疾病都有）都会导致男性勃起障碍。产生这个问题的原因可能只是一个轻微易治的症状，比如服用抗抑郁药或抗高血压药后产生的副作用，也可能由此反映出一个更加严重的问题，比如糖尿病或动脉粥样硬化。因为阳痿在男性生育中是个关键的因素，任何有此症状者都应该尽早向泌尿科医生咨询。

逆行射精

逆行射精是指精液射入膀胱，而非进入尿道后从阴茎中射出。正常的射精情况下，膀胱括约肌紧缩，这样精液便从尿道中射出。但一些手术并发症、药物疗法、疾病（如糖尿病）等会损伤连接膀胱括约肌的神经。结果是，膀胱括约肌无法恰当地收缩，精液便取道最无阻力的那一边后回至膀胱，而不是进入射精状态。

● 精子问题

在第三章我们解释了成功受孕必须要有足够数量的精子——理想状态下至少2亿个。精子的质量也同样重要。精子质量是根据它们的活性（运动能力）和形态（形状）来判定。活性差的精子，是无法经受起受精前那段长途游弋的。如果精子形态异常，它们可能难以恰当地游动并进入卵子的。

畸形的精子形态大小各异。那些头或尾不止一条的或过长或偏短的精子都是无法使卵子受精的。第六章会更详细介绍射出精子的数量、质量和活性。

不明原因性不育症

85%～90%的不育能找出具体的原因。但是，余下的10%～15%的不孕不育，则无法查明原因，这些不育情况又被称为"不明原因性不育症"。并不是说这些人毫无问题，而是现在的诊断技术还不能查出他们可患疾病的情

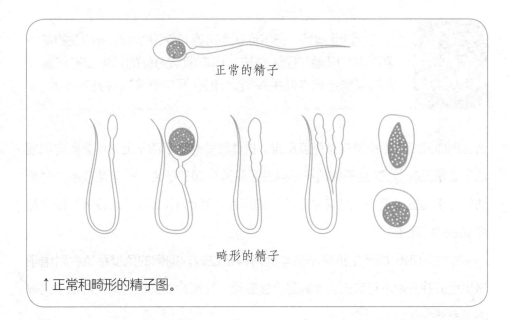

正常的精子

畸形的精子

↑正常和畸形的精子图。

况。但现在越来越多不明原因性不育病例的谜团正被逐渐解开。比如，患有不明原因性少精症的男性中，据查18%的人Y染色体有异常情况。

● 抗精子抗体和其他自身免疫性疾病

据估计，不明原因性不育病例中，40%～50%实际上是某些未被检测出的自身免疫系统紊乱所致。但是，对于免疫系统究竟在不育问题上扮演多么重要的角色，目前生育专家们的争议颇大。

一些男性患有一种罕见的叫作抗精子抗体（ASA）的自身免疫性疾病，会产生精子抗体；患者会对自己的精子过敏。通常情况下，免疫系统会保护身体免受病毒、细菌和其他微生物等"外来入侵者"的侵害。血生精小管屏障这一保护机制常将精子保护起来，不受免疫系统的攻击，但有时精子在睾丸受损害、感染或手术后，能穿越此屏障。这时，免疫系统会立即产生抗体反应，攻击它并认为它是外来的物质。

例如，那些做过输精管切除术，或切除后又做输精管恢复手术的男性中，有60%～70%的人会产生抗精子抗体。如果精子从手术切除部位渗漏出去，就会同血液混合而引发自身免疫反应。抗体随即黏附于精子上并使之固定和凝块（凝集反应）。这会干扰精子穿越宫颈黏液与卵子结合。一旦免疫系统对所谓的外来物进行反应，则像精子这样的良性物质也不例外，"入侵者"每次都会受到持续攻击。

女性偶尔也能产生抗精子抗体而对精子过敏，她们的免疫系统会对精子做出反应并开始进行攻击。尤其是患盆腔炎、性疾病的女性，她们对精子过敏的概率要大些。

其他更为罕见的自身免疫系统紊乱也会导致不孕不育。比如，有的女性会产生破坏自身卵巢组织的抗体，结果是她们无法排卵。患有此类自身免疫性疾病的女性，很有可能在 20 多岁或 30 多岁时卵巢就过早地衰竭，从而过早地进入绝经期。

抗精子抗体引起不育这个话题的争议颇大。有的专家对抗体的存在存有疑问，有的则认为即使存在抗体，抗精子抗体在导致不孕不育症中扮演的角色也不重要。而有的专家提出理论说，此类抗体的作用可能比先前人们认识的还要重要，它们不仅会杀死精子，还会阻碍早期胚胎植入子宫并影响其存活。胚胎植入子宫，目前正是颇为热门的一个研究领域。

● 压力

不幸的是，导致许多夫妻不育或频繁流产的原因依然无法得以确认，这让他们和医生都处于一种极其尴尬的境地。但好在绝大多数患有不育症的夫妻通过自己的努力或治疗最终都能如愿以偿地怀孕生子。

同样不幸的是，原因不明的不育症被过多地归咎于压力。我们前面提到，不育夫妻都听说过这句恼人的话:"试着放松,你就会怀孕。"这建议似乎暗示没有怀孕是妻子的错,她有可能对于怀孕压力过大,过于紧张。但如果压力真会导致不育的话,那人为控制生育率压根就没有必要。

事实上,并没有合理的科学依据表明压力会导致不育。而毋庸置疑的是,不育才是产生压力的一个主要原因。实际上,大多数所谓的关于压力和不育的证据是无据可查的。我们都听说过一些例子,一些女性多年来一直尝试怀孕,服用大量的助孕药,接受不计其数的外科治疗,但最终仍一无所获。但当她们停止了所有治疗,却怀孕了,或许因为她们不再拼命努力后而终于放松了下来。但是从统计学的角度来说,这种结果只能算特例,而非定律。并且,对于那些确实怀孕的情况,也可能是那些治疗措施和助孕药的疗效被推迟了。如果是这样,夫妻们只需要多一点时间,各种因素都考虑好就可以了。

但也不是说压力对于生育毫无影响。压力对一个男性达到和维持勃起的能力,以及性交的频率都可能产生不良的影响。同时,压力可能导致女性经期紊乱。但这种影响通常只是暂时的,而且助孕药对于调整女性的月经周期非常有效。在第十五章,我们会进一步探讨压力对不育的影响。

到此时我们已经了解了很多可能正在影响生育的原因,而患者可能已经准备好采取下一步措施,找一个可以诊断和治疗疾病的生育专家。这不仅是怀孕道路上最重要的一步,也可能是最具挑战性的一步。下面一章将会帮助读者寻找合适的生育专家。

本章小结

- 男性和女性遇到生育问题的概率大概是一样的。
- 女性不育的主要原因在于激素问题,而男性不育则主要是因为身体结构缺陷。
- 有一些人因为遗传或先天性的功能紊乱而自出生时就不具有生育能力。
- 近15%的不育夫妇的具体病因无法查明。

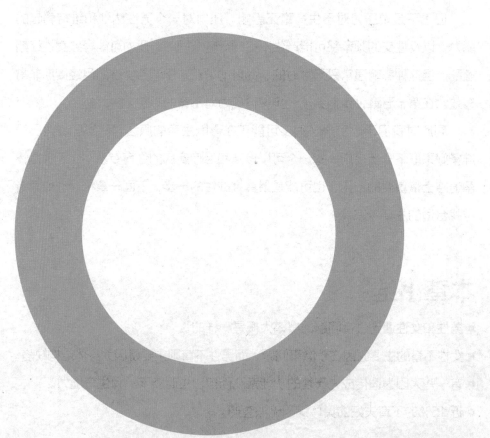

第三部分

自然怀孕有困难，做好检查有必要

第五章
选择合适的医生

· 内容提要 ·

人们为什么拖延治疗·

找一个好的产科专家·充分利用拜访时机·

掌控治疗·医患关系·知道何时更换医生

如果直到本章，读者还在担心自己存在生育问题，那就需要寻求专业医生的帮助了。在努力怀孕的过程中，夫妻双方所要做的最重要的事情可能就是选择一个真正的产科专家。存在生育问题的夫妻应该向资深的产科专家咨询不育的原因，本章即讲述这方面内容。

拖延时间去咨询

人们迟迟不肯去寻求产科医生帮助的一个最普遍的原因就是否认自己存在生育问题。大多数人都难以承认这样一个事实：他们竟然无法像其他任何一个人那样轻松地生育。由于不孕不育在身体上没有明显的症状表现，所以人们也很难认识到这是种疾病。大多数人去看医生是因为他们身体的某个部位不舒服。尽管不育症是一种身体疾病，但却不存在身体上的痛苦，所以人们可以无限期地推迟去看医生。但是这种否认不会永远坚持下去，当他们情感上的痛苦或是困扰变得太强烈时，他们通常就会去寻求治疗了。

如果某人决定去咨询产科医生，说明他已经承认自己的生殖系统可能出了问题。这个人将面对的可能不仅仅是潜在的痛苦、昂贵的诊断和治疗费用，还要更多地承受可能永远无法拥有一个生物学意义上的孩子的痛苦。但是，如果迟迟不去咨询医生，更会浪费宝贵的时间，而且也将离怀孕越来越远。

许多人会觉得被扣上"不育"的帽子是一种耻辱。人们通常都认为不育是性功能出了问题——男性可能觉得自己不像一个真正的男人，女性可能觉得自己不像一个真正的女人。男性往往把能生育等同于男子气概，把不能生育等同于阳痿。阴茎勃起功能是使女性怀孕的一个条件，但却不是必须的。很多不育女性通过人工授精也能受孕，不管丈夫是否患有阳痿。

有些男性会因为不育而觉得不好意思（不管是因为谁的问题），他们不愿意去向医生咨询。有些人担心如果咨询产科医生的话，他们将同一个完全陌生的人讲述他们的性生活，在他们看来这是一件很可怕的事情。

正确选择医生

不育是关系到夫妻双方的疾病，治疗时需要对夫妻双方的生殖系统进行专门的了解，而且，半数以上的不育是男性不育造成的，这也是造成夫妻无法生育的首要或第二大原因。

生育专家应该是在生殖医学、生殖内分泌学和生殖手术方面接受过大量专业训练，有执业资格证的医生。根据具体的症状和所需的治疗，夫妻双方可以从下面这些类型医生中选择一个或多个。必须确保所看的医生在生殖内分泌学或其他有关不孕方面的专业通过了专业资格认证。

■ 妇产科医生。这类医生拥有产科内科学、产科外科学以及妇产科学的专业认证。他们有可能是也有可能不是合格的生殖内分泌科医生。

■ 生殖内分泌医生。这些医生是同时也完成了生殖内分泌学专业学习的妇产科医生，包括3年在不育症方面的训练，主要是专注于学习激素在生殖系统中所起的作用。他们也要进行辅助生殖技术如体外受精技术（IVF）的训练。

大多数妇产科医生都把大部分时间放在产科上，而那些成为生殖内分泌

注意！ 要提防那些向你保证能让你怀孕的医生，没有哪个医生可以做这样的保证。

医生的妇产科医生们则通常把大部分或全部时间放在不育症研究上。

- 妇科医生。这类医生起初是作为妇产科医生培养的，只是后来主要从事妇科工作。

- 生殖外科医生。这类医生另外接受过深入的显微外科手术训练，并且通常进行过辅助生殖技术如体外受精技术的训练。

- 泌尿科医生。这些医生从事男女尿道以及男性生殖器疾病的诊断和治疗。泌尿科医生也是合格的外科医生。他们可能接受过也可能没接受过男性不育症的诊断与治疗方面的训练。同样，也要核实他们的资质凭证。

- 男科医生。这些医生通常是泌尿科医生，专攻男性生殖系统和男性激素。许多男科医生也专攻不育症。

既然已经知道不同专科医生之间的区别，那么如何为自己找到合适的医生呢？有一点需要不孕不育者记住："没有最好的医生"。有很多称职的好医生，而患者所要做的就是寻找合适的医生。

患者能否摆脱不孕的烦恼很大意义上取决于所选择的医生，所以应该预备一些时间和精力投入到选择医生上。有些人在选择医生这个问题上犹豫不决——他们可能觉得害怕或者他们只是不想花费这个工夫。如果患者正是这么想的，那么请扪心自问：自己会在没有调查和检验的情况下，轻易就买下一座房子或一辆车吗？治疗甚至比这个更为重要。自己将在医生身上投入很多的时间和金钱。自己能否实现拥有一个完整家庭的梦想在很大程度上都取决于医生。这就是谨慎地选择医生如此重要的原因。

寻求一个好的产科医生的途径很多，你不应该仅仅依赖其中一个途径。第 1 步就是收集名字。第 2 步是核实他们的资质凭证以确保他们是真正合格的产科医生。如果一些名字反复被别人认为是好或坏医生，这样就可以帮助你扩大或缩小名单范围。

■ 朋友。向那些有过不孕不育经历的朋友寻求建议是一个好办法。但是请记住，不要仅仅因为某个医生帮助你的朋友成功生育就认为他也是适合你的医生。做医生的朋友对你尤其有帮助，因为他们不仅可能知道一些优秀的产科医生的名字，还可以帮你核实医生的资质。

■ 向医生询问。可以直接向医生询问他的资格证明，或者看看挂在墙上的证书。

■ 在互联网上核查。有些网站可以调查当地的专科医生并核实其资质证明。

● 方便性

在大部分人的生活中，不育症的治疗都给他们带来了很大的不便。所以，最好找一个当地的医生，并且他有较充足的时间，能够提供其他一些便利。以下是几个可能会考虑的方便性因素。

■ 地点方便。不育症的检查和治疗是很花费时间的。比如，可能要去做血液测试、超声波或受精测试，每次要花几天的时间。上班时间请假去看医生比较困难，所以医生的工作所在地对患者来讲很重要。另一方面，患者也不愿意为去一个不方便的地方浪费时间。

■ 办公时间灵活。如果患者无法经常在上班时间去看医生的话，可在周末去看医生。

■ 打电话时间。有些医生特意留出了某些时间段供患者打电话进来询问检查结果或其他重要的治疗问题。其实可以随时给医生打电话，不管是不是在特定的电话时间里，但是话语一定要简洁，要为医生和其他那些需要打电话进去的患者考虑。

> **金点子** 如果你在医生的办公室看到的求医者大部分是孕妇的话，或许可以说明这个医生主要从事的是产科，可能没有足够的时间或经验用来治疗不育症。

● 融洽性

　　能否与医生和睦相处是非常重要的。在拜访医生之前患者肯定无法判断他们是否能和睦相处。他可能一开始就与医生"一见如故",但是,几个月后,他会发现他们难以相处。或者他可能难以一开始就跟他很谈得来,随着时间推移他们相处得越来越融洽,这样就可以建立起一种融洽的医患关系。

■ 相处融洽不等于喜爱。只要有一个很好的合作关系,患者及其想法得到尊重,在一些关于治疗方面的重大决策上患者也能同等地参与就可以了。

■ 如果医生的某些方面让患者无法忍受的话,就另寻医生吧。因为患者与医生会经常接触,甚至跟与同事相处的时间一样多。跟他们在一起时自己应该感觉很舒服,可以随意地向他们咨询,并且有一种作为普通人和患者的被尊重感。

充分利用咨询时间

　　当自己最终可以去拜访一位专科医生时,患者希望自己能尽可能地获取更多对自己有帮助的信息。以下建议对患者该如何充分利用首次咨询以及后来的拜访会有所帮助。

■ 带上配偶。一开始就让自己的配偶参与其中,这不论是从医疗上还是情感上讲都是很重要的。

■ 事先把想咨询的问题写在纸上,去拜访的时候带上。

■ 做记录,把咨询过程中与自己有关的问题都记录下来。

■ 确保那些可能对自己的新医生有参考作用的医疗记录和检查结果已提前寄给他，或最好在第1次咨询的时候带过去。同时，不要忘记带上自己绘制的基础体温表（见本书第三章）。

如果在做身体检查或要讲述以往的经历时不希望配偶在场，可以请他回避。不孕不育症治疗经常会涉及一些很隐私的问题，尤其是关于以前和现在的性生活。患者可能也不好意思跟医生讨论这些问题。但是，医患关系中有一条原则就是保密性——医生不会把患者所说的话泄露给他工作以外的人。

掌控治疗

一旦找定了一个好的产科医生，患者可能就会等着医生为他做所有的事情。但是不孕不育，就像患者生活中的其他重要问题，都需要他自己做出重大决定。很多人都宁肯让他们的医生发号施令，但是要记住最终只有患者自己对自己的健康问题负责。这样说并不是叫患者做自己的医生，而是让患者积极参与到治疗的过程中。医患关系是建立在互相配合和互相尊重基础之上的伙伴关系。在这层关系中患者作为一个平等的合伙人，也承担着重大的责任。例如，他有责任向医生提供准确的信息并向医生询问他不明白的问题。

不孕不育的治疗需要患者全程参与。要评估或重新评估自己的境况，这样就可以为自己做出最好的决定。治疗只能在医生，最好还有配偶的帮助与支持下才能完成。

多掌握一些与不育症有关的医学知识，可能是在寻求终极目标——成功怀孕的过程中使患者与医生能够积极配合的最好方法。大部分医生都会欣赏一个知识渊博并积极参与治疗的患者。以下是一些小窍门。
■ 在家中保存一份你的医疗记录复印件。
■ 如果在检查和治疗方面有任何问题或是担忧，就立即给医生打电话。确保所有的问题都得到解答。

- 对于医生建议的任何检测、药物和疗法，都要权衡利弊，三思而后行。
- 尽量阅读有关不孕不育症的材料，多掌握不孕不育方面的知识。多去逛逛书店、医学图书馆、公共图书馆，多上网。
- 经常去参加一些关于不育症的会议、研讨会和座谈会。
- 尽可能多地跟那些以前或现在患有不育症的人交流。

相信自己的感觉。如果你对医生表示怀疑的话，就另外找一个吧。

医患关系

前面我们已经说过了，患者和医生之间的伙伴关系是建立在互相配合的基础之上的，而且应该非常融洽。毕竟他们双方在为了共同目标而努力。但是每一种关系都有磕磕碰碰的时候。如果患者与医生有不同的看法，就应该跟他讨论并尽量解决问题。

患者可能不敢把自己的不同想法拿出来跟医生讨论。但是记住，和医生讨论患者不会失去任何东西，反而会得到很多。跟医生讨论这些问题可以帮助医生更好地了解患者和他的需求。但是如果双方屡次难以解决分歧的话，患者可能就要考虑另找一个医生了。

年轻夫妻有时会遇到的问题是不被医生重视。当一对夫妻终于迈出第 1 步向医生咨询不孕不育问题时，他们期望可以解决一些问题。女性通常更愿意开始做不孕症的常规检查，这样她的问题就能更快地得到诊断和治疗。但是一些妇产科医生并不把这些夫妻们对不孕不育的担忧当一回事，并叫他们放松一些，给他们更多时间。这就是为什么要找一个生育专家的另外一个原因，因为他们理解那些夫妻（不论他们多大年纪）有多么关心自己的生物钟是如何运行的。

　　尽管有科学证据表明30岁以后不孕不育的概率会增加，但是很多非专科的医生却对年龄稍大的患者和年轻的患者同等对待。这些医生遵循一般的原则，让患者们先等一年看看，不行的话再开始做不育症检查或接受治疗。这是许多年龄较大的不育夫妻经常遇到的问题。不过，大多数产科医生都认为女性超过35岁，甚至30岁，要是6个月之内还没有怀孕就应该进行不育症检查。如果自己觉得有不孕问题而医生却不这样认为，就另外找一个至少愿意相信自己可能不孕的医生吧。

更换医生

　　频繁地更换产科医生是很普遍的现象。患者感觉他们的医生无法帮助他们时，就会更换医生。当患者与医生之间的分歧无法解决或认为医生无法治疗自己的疾病时，就应该另找医生了。

　　如何判断医生无法解决不孕不育问题呢？如果感觉不到进展，就是说在一定的时间过去后，患者没有感觉到自己离怀孕的距离更近或还是没有弄明白为什么不育的话，那么就是到了另找一个医生的时候了，或者至少得再找一名医生寻求第2种意见。是否继续接受同一位医生的治疗，因不同患者而异。这取决于患者的年龄、诊断以及情感方面和经济方面的限制，而不应该依靠自己的假想或对医生能力的不切实际的期盼。没有哪个生殖医生，不管他多么有名或者多么称职，能够帮助每一位患者。有时候哪怕是最好的医生在治疗中也会遗漏一些细微的问题。这就是第2种意见对自己和医生都有好处的原因。

　　无数患者在应该另找医生时，已经把大量的时间和金钱都浪费在妇产科医生，甚至是产科医生上。但是另一方面，医生换来换去也可能起到反作用。

一个医生可能要花上好几个月甚至是好几年才能让患者实现怀孕的梦想。重要的是患者要能感觉到自己的情况有所进展，又一个疑难问题得到了解决，以及尝试了其他的治疗方法。

本章小结

■ 有些夫妻在向产科医生咨询之前犹豫不决，因为他们觉得羞耻和难堪。

■ 在最终找到一个工作地点和时间都比较方便，以及跟自己比较合得来的医生之前，患者应该多找找。

■ 通过多阅读不育方面的书籍，多向医生请教问题和保存一份自己的医疗记录来掌控治疗进程。

■ 医患关系应该建立在相互配合和相互尊重的基础上。

■ 如果医生没有给患者应有的关照，或者患者感觉不到任何进展，就应该更换医生或者至少去寻求第 2 种意见。

第六章
找到问题的根源所在

· 内容提要 ·

女性专门试验 ·

男性专门试验 · 遗传试验 · 加快治疗 ·

找到问题的根源所在

找到一个好的产科医生以后，接下来的事情就是弄清楚问题到底出在哪里。记住，不育症不像其他一般的身体疾病。最重要的一点就是这是夫妻双方的问题，牵涉两个患者。找出不育的原因，然后找到一种解决办法，这必须由夫妻双方共同参与完成。而且，这不像大部分疾病那么简单，诊断出不孕不育症原因可能就要花好几个月，甚至是一年多。

不育症基本检查

诊断生育问题的第一步就是不育基本检查，这种检查其实也不一定要持续很长时间，并且为了节省时间，有些项目可以同时进行。一个完整的不孕不育检查包括病史、性格检查、常规的实验室检查，以及其他特殊检查。

任何关于不孕不育原因的检查都应该牵涉到夫妻双方。夫妻俩应该一起去拜访医生。

● 病史及其他问题

医生将会做的第一件事就是详细地询问患者的病史、外科手术史以及性生活史。这通常是首次约见时的一部分内容。

个人及家族病史

完整的病史应该包括个人病史和家族病史。医生除了会问一些整体健康状况的问题，还会问一些关于患者目前或过去性生活状况的特殊问题。由于性传播疾病是不育症的主要原因，医生要找到患者现在或以前可能受感染的原因。

■ 目前的疾病状况。尝试怀孕有多长时间了？以前用过哪些避孕方法？用了多长时间？以前做过什么不孕不育检查吗？以前接受过什么治疗吗？

■ 以前的生育情况。如果是女性，以前怀孕过吗？如果怀过，那么有没有成功分娩？如果是男性，是否曾让自己的配偶怀过孕？

■ 医生还要询问家族病史和用药史以及任何可能对生育产生影响的生活方式方面的问题。

■ 曾患糖尿病、高血压、哮喘、关节炎、溃疡、肠炎或者甲状腺疾病吗？患过癌症吗？做过手术吗？接受过放射疗法或化学疗法吗？母亲怀自己的时候有没有使用过己烯雌酚？夫妻双方有谁患过诸如囊性纤维化病、镰状红细胞贫血病、泰-萨氏病、肌肉萎缩症和血友病等家族遗传病？如果是男性，睾丸先天是正常的吗？成年后得过腮腺炎吗？

■ 都使用一些什么处方药和非处方药？

■ 目前或以前吸烟吗？喝酒或酗酒吗？正在使用或曾经使用过违禁药品吗？如果使用的话，剂量是多少？

■ 做什么工作？有什么爱好？是否曾经经常接触化学品、杀虫剂或放射性物质？

■ 患过性传播疾病吗？如果是女性，有过或者似乎有过泌尿生殖器方面的（腹部，膀胱或者阴道）病症吗？

外科手术史

外科手术史主要包括女性有没有做过阑尾切除术或其他的腹腔和盆腔手术，男性有没有做过治疗精索静脉曲张症、隐睾症或脱肛的手术，有没有做过其他的腹股沟、盆腔或者膀胱手术（参考本书第四章内容）。

性生活史

性生活史主要包括性生活的频率是多少？性交时是否感觉疼痛？采用什么样的性交体位？能达到性高潮吗？对于女性会问：你会用洗液或润滑剂或女性护理产品吗？伴侣的阴茎能进入你的阴道吗？对于男性会问：你能勃起并保持勃起状态吗？你能进入伴侣的阴道吗？你能在你伴侣的阴道里射精吗？

关于女性的特殊问题

除了现在和以前的生育情况，医生还会进一步询问女性以下问题。

■ 妇科史。第1次来月经是什么时候？月经周期是否规律？月经周期是多少天？月经量有多少？是否痛经？是否曾经有过经间痛——临近排卵期时腹部一侧隐隐约约有疼痛感？有没有白带？是否曾经有过妇产科或泌尿科方面的问题？是否做过输卵管结扎术？

■ 产科史。以前怀过孕吗？什么时候？怀了多久？是否足月？有没有什么并发症？是否自己哺乳？哺乳了多长时间？是否有过死产？是否自然流产过或引产过？流产有没有引起什么并发症？

关于男性的特殊问题

医生也会问男性一些特殊的问题，尤其是关于泌尿系统的。这些问题可能包括：是否曾经患过隐睾症、精索静脉曲张症、睾丸受过伤或扭曲，或被告知患有克氏综合征？是否患过感染性疾病如附睾炎、前列腺炎或性传播性疾病？是否做过输精管切除术？是否曾经直接接触过高热、放射性物质或毒性化学物质？是什么时候进入青春期的？

● 身体结构检查

接下来就是身体结构检查。比起产生不育的自身原因，医生喜欢更多地查找那些可能增加不育概率的其他因素，这可能包括从营养失调到肥胖，从肾脏疾病到甲状腺疾病。还有非常重要的一点，医生会寻找激素失调的迹象。

女性的身体结构检查

完整的女性身体结构检查包括阴道、盆腔和直肠的检查。医生会寻找那些与生殖有关的部位在结构上的明显缺陷，如生殖器的大小、形状或位置等。这些检查可能会检查出纤维瘤、肿瘤或子宫内膜异位等疾病，这些都是可导致不孕的危险性因素。检查阴道的时候医生会看看有没有损伤以及白带情况，这两者都有可能表明是否患有性传播性疾病；还有子宫颈分泌物、息肉或者感染，任何一个因素都可能影响精子的存活。脸上、背上和腹部的多毛症、痤疮，或者肥胖症都可能影响生殖方面的激素失调。

医生可能会做一个常规的巴氏（Pap）阴道细胞涂片检查以判断是否患有宫颈癌或其他的异常特征，同时会取一个宫颈分泌物的样品去培养，以判断是否被感染。医生应该还会寻找那些细小生物体——沙眼衣原体，这是引起不育的主要原因（想了解更多内容请参见第一章）。

男性的身体结构检查

医生会检查男性的睾丸、阴茎、阴囊和前列腺，看看有没有结构上的畸形或感染情况。医生也会注意睾丸的大小以及结构，尤其会检查是否存在精索静脉曲张症，阴茎是否畸形，是否隐睾，也会检查附睾和输精管的状况。医生也可能取一些尿道分泌物作为样品培养，以判断是否被感染。

医生还会观察男性外部体形是否有激素失调的迹象，如乳房过大。医生会特别注意他的第二性征（它们是由睾丸激素控制的），如面部和身体上的毛发，以及声音。

更具针对性的检查

医生询问了病史以后，对于问题出在哪里可能已经有一些把握了。例如，男性可能是因为输精管切除术，或者女性可能会提前知道她患有子宫内膜异位的情况。但是仅仅因为事先已经知道的某个原因，还不能排除需要进一步诊断检查的其他原因。那么医生会进行哪些更具针对性的检查呢？

这时候就该由病史发挥作用了。例如，女性经期不规律，经量过多，肯定要先做激素检查。因为排卵问题和精子问题是不育的主要原因所在，所以确认排卵期和评估精子数量和质量应该是每个医生进行检查的第 1 步。

医生也会想找出其他一些引起不育的原因，如精子活性不强，宫颈黏液粘连以及输卵管或子宫问题。这里的诊断原则是先做最简单、侵犯性最小的检查，然后再按需要做些难度和侵犯性更大的检查。

基本上，医生将会试图判断以下 4 点。

■ 女性能否正常排卵？

■ 男性是否有足够多的健康精子？

■ 精子与卵子能否相遇？

■ 受精卵能否自己成功着床？

现在医生会确定一些办公室或实验室的检查项目以便更严密地检查引起男女不育的特殊因素。这些检查很简单并且可以寻找到前两个问题的答案：女性能否正常排卵？男性是否有足够多的健康精子？

● 女性能否正常排卵

由于有几种具有特定分泌量和分泌频率的激素控制着排卵，所以排卵检查会涉及寻找这些激素存在的迹象，以及在月经周期的不同阶段测量它们的分泌量。记住，这些激素只是排卵的标记或间接测量物质。

妇科史可以为排卵情况提供线索。如果女性有月经不正常或者闭经的历史，表明存在排卵问题。排卵检查包括制作基础体温表，测量尿液中的黄体生成激素、雌二醇、孕酮的量和精子的成活率和精子质量。

这些检查不仅能提供有价值的信息，对确定性交和其他检查的时间也是很有帮助的。

如果有迹象表明你根本就不排卵，或者只是偶尔才排卵，医生将会安排你做血液检查以检查你的激素水平。这些可能会给医生提供一些关于可能引起不孕不育的其他因素的重要信息。

■ 通过卵泡促激素检查，可以帮助判断出卵巢萎缩和下丘脑或垂体问题。在月经周期的前 3 天频繁地测量卵泡促激素，看看该女性是否提前进入更年期并评估其卵子的质量。

■ 通过黄体生成激素检查，可以看出下丘脑或垂体系统以及生殖腺系统功能是否正常。这对于多发性卵巢囊肿疾病的诊断是很有帮助的。

■ 通过雌二醇检查，可以评估卵巢功能如何以及卵泡是否正常成熟。

■ 通过甲状腺（促甲状腺激素、反三碘甲状腺原氨酸、甲状腺素）检测来探测甲状腺功能亢进和甲状腺功能减退的可能性，这两者都有可能导致不育。

■ 通过孕酮检查可以知道是否能够排卵以及黄体功能是否正常。这对于确定子宫内膜是否可以接受受精卵着床很有帮助。孕酮是另外一种可以为黄体功能不全提供线索的激素。

■ 通过催乳激素检查，可以知道是否存在催乳激素。异常的高水平催乳激素可能影响或干扰女性排卵以及分泌孕酮。

● 男性是否有足够多的健康精子

男性的诊断检查应该与女性的诊断检查同时进行。幸运的是，大部分男性不育的诊断检查，如精液分析，都很简单，没有侵犯性而且肯定不痛，尽管有些男性会觉得不好意思。

精液分析可以评估精液和精子的质量和数量，通常要做 3 次分析。精液

金点子 由于不是所有的做精液分析的技术员都接受过解释精子形态结构的培训，所以一定要确保实验室有受过特殊培训的技术人员。

分析通常包括以下几个特殊指标。

■ 精液量。精液量所显示的是一次射出的精液是否有保持精子健康存活的足够的量以及混合物质。

■ 精子计数。精子计数也叫精子浓度或精子密度，显示的是精液中是否有足够的精子以使得伴侣可能成功受孕（可能睾丸中精子的产生是正常的，但是输精管堵塞会导致精液中精子不足）。

■ 精子形态。这显示的是精子形状是否正常。另外还有一种更为复杂的精子形态检查。在这种检查中，把特意着色的精子放在显微镜下观察。精子的头部和尾巴都得到精确的测量。医生会特别注意精子的宽度、长度以及头部的轮廓和尾巴的长度。

■ 精子的活性。这一指标比精子的数量或浓度更为重要，显示的是精子能否游动以及它们能否快速向前移动。

■ 精子的黏度。这一指标显示的是精液（即一种被射进阴道的密度大而且黏性也大的果冻状物质，叫作凝结物）能否最终液化。如果不能液化，则可能会影响精子的功能。

■ 白细胞（WBC）。如果在精液中发现白细胞，说明该精液有可能被感染了或者发炎了。有时白细胞与早期的精子形态难以区分，所以给它们染上特殊的颜色可能会有所帮助。

精液样品通常是禁欲两三天后通过手淫得到的。也可以在性生活的时候使用避孕套收集精液。有一点是非常重要的，那就是要让精液样品的温度保持在体温水平，并且在收集后 1 小时之内进行分析，具体详见表 6.1。如果要带一些精液去做分析，可以把装精液的容器放在贴身的口袋里使精液的温度保持在体温水平。

表 6.1　精液分析（至少分析两次）	
参数	**正常范围**
精液量	2 ～ 5 毫升（可能低至 1 毫升）
pH 值	7.4
精子计数	每毫升 5000 万 ～ 2 亿个（每毫升 2000 万个是能够保证自然怀孕而不需任何特殊治疗的最低精子数）
精子的活性	射精后 1 小时有 40% ～ 80% 的精子向前移动
精子形态	30% ～ 50% 正常（对于严格的精子形态检查是 4% ～ 14%）
液化时间	射精后 10 ～ 20 分钟
内容物	没有或只有少数的白细胞或者上皮细胞

　　如果精液分析结果显示存在问题，可能需要做更多的特殊检查。如果精子计数很少，则应该测一下血液中睾丸激素、卵泡促激素以及黄体生成激素的水平。

● 精子和卵子能否相遇

　　通常用于解答此问题的第 1 步检查相当简单。这也是一个患者在家里完成，医生在办公室里看结果的测试，叫作性交后试验（PCT）。如果此测试的结果表明存在大量移动的精子，则不孕不育可能是其他因素引起的。

　　性交后试验对于检测可能引起不孕的宫颈黏液问题很有用。通过性交后试验还可以看出精子在女性的外生殖器中是如何反应的，以及是否有足够的精子留在阴道中。实际上，性交后试验多年来都被看作是检测性交后精子存活力的黄金准则，但是它永远无法代替完整的精液分析。

　　性交后试验只能在排卵前进行，所以基础温度的测绘以及尿液中黄体生成激素的检测对于安排性交后试验的时间很有帮助。用超声波检测排卵是否即将来临也是很有帮助的。应该在测试的前一天晚上或测试的当天早上进行性交。记住不要冲洗，不要用任何润滑剂，也不要用阴道药物、喷雾剂、乳液或者粉末！医生会取女性宫颈黏液的样品（这是一个无痛的过程），然后用显微镜观察，看看其中有多少精子以及它们的运动情况。对于应该在性交后多长时间进行测试存在一些争议。一般来说，性交后8小时是最佳时间，但是其时间范围可以是性交后3～24小时。

如果在显微镜下观察到的运动精子数量太少，可能就意味着男性的生精功能或精子射入阴道的功能受损。如果精子毫不运动，则可能是测试时间或者女性宫颈黏液本身出了问题。如果宫颈黏液的质量很差，则可能说明宫颈不正常或者受感染了。

有时，医生会再安排一次性交后试验，并且让患者性交后到测试之间的时间比第1次测试中间隔的时间更长或更短。

● 受精卵能否自己成功着床

要怀孕，胚泡必须自己着床在子宫内膜上。如果一切正常，胚泡就会在子宫内膜上生长成一个健康的胎儿。

有些胚泡为什么无法着床，目前还不是很清楚。然而，科学研究发现，女性的年龄是影响着床最重要的因素之一。在施行体外受精术时，36岁以上的女性胚泡的着床率明显比年轻女性低，而且随着年龄的增长，着床率还会继续降低。

由黄体产生的孕酮是另一个重要因素。足够的孕酮水平是子宫内膜能够适应受精卵着床所必需的。孕酮对于受精卵的早期存活以及防止流产也是必不可少的。孕酮水平的检测可以通过验血或子宫内膜活检进行。

除了女性的年龄以及孕酮水平，子宫肌瘤、子宫息肉或者子宫内膜发育不正常等因素也会影响受精卵的着床。如果怀疑有问题存在，可以通过以下几个诊断测试进行确认，如子宫内膜活检、子宫输卵管碘油造影、阴道超声或声像图。必要时也可以做宫腔镜检查。

女性的特殊检查

以下检查有助于直接评估生殖器。与前面提到的诊断方法相比，这些检查往往更具侵犯性，因此也会使患者更加痛苦。有些，如腹腔镜检查和宫腔镜检查需要做手术。所以，这些检查通常都是基本检查诊断的最后步骤，而且它们不是必须进行的，也不是对所有的不孕女性都适合。

■ 子宫内膜活检用来检查排卵情况以及黄体是否有缺陷，这两者都会影响受精卵在子宫内膜上着床的能力。对比子宫内膜活检和血液激素检测的结果，可以看出女性是否排卵以及子宫是否正常。

■ 子宫内膜活检可以在黄体期中期或28天周期的第21天到月经来潮期间的任何时间进行，这段时间是孕酮在子宫内膜上具有诱导效应的高峰时期。在子宫内膜上取一小片组织放在显微镜下检查。熟练的医生可以分辨出该组织是否对孕酮的反应正常。子宫内膜活检与子宫颈膜片检查很相似，却更具侵犯性，会使患者更加痛苦。在进行该检查前可以向医生要一些止痛药。

■ 子宫输卵管碘油造影是一种利用造影剂造影的特殊的X线检查，用来检查子宫的形状、大小以及输卵管是否打开。此检查在月经结束之后排卵之前进行。通过宫颈注射造影剂，造影剂填充了子宫并且自由地流向输卵管。医生可能会查看是否有子宫伤疤组织、息肉、肌瘤以及畸形等现象，这些现象可能阻止精子与卵子相遇、受精卵着床或导致流产。

> **注意！** 确保医生在给你做子宫内膜活检或者任何其他的侵犯性检查之前给你做过妊娠试验。因为这些检查以及在这些检查中你可能要服用的药物都会给胎儿带来潜在的危害。

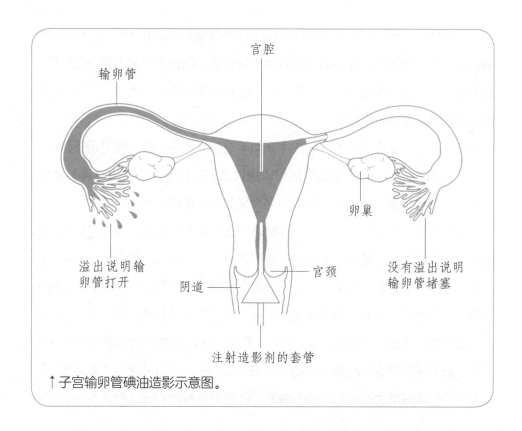

输卵管

宫腔

卵巢

溢出说明输卵管打开

阴道

宫颈

没有溢出说明输卵管堵塞

注射造影剂的套管

↑子宫输卵管碘油造影示意图。

　　这种检查对某些人来说是非常不舒服的，所以可以向医生要一些止痛药或抗炎药以减轻痛苦。检查结束后患者可能有些不舒服，或者随着造影剂的排出患者要忍受几小时的流出物。造影剂的注入使子宫拉伸是导致不适的主要原因。如果输卵管堵塞，造影剂会形成压力，也可能引起疼痛。注入的造影剂形成的压力可能会疏通一些轻微的堵塞。

■ 阴道超声波检查用于确定能否排卵。由于超声波的原理是声波遇到充满液体的物体就弹回，所以如果卵泡成熟增大，然后排出卵子后破裂，声像图便可以检测到。同样，仅仅检测到了排空的卵泡并不能说明它释放过卵子或者一开始有卵子在里面。但是如果该检测结果呈阳性，黄体生成激素高峰结果也呈阳性，而且基础温度也上升的话，就可以说明你正在排卵。有时，需要一系列声像图才能检查到排卵，并从黄体生成激素高峰后开始检测一直到卵泡破裂。阴道超声波的另外一个好处就是可以提供子宫内膜厚度方面的信息，这也是影响着床的一个重要因素。如果医生怀疑黄体有缺陷，则关于子宫内膜厚度的信息会很重要。医生也可以通过此检查估计子宫和卵巢的位置与大小，还可以检测到任何的胚囊或者妊娠状况。

■ 经腹（盆腔）超声波检查，是在体外而不是在体内进行的，有时用于替代阴道超声波检查。经腹超声波检查还可以提供清楚的扫描图而且患者易于接受。受检女性在做经腹超声波检查时需要喝大量的水以使膀胱膨胀。

■ 腹腔镜检查是一种在患者全身麻醉状态下进行手术的方法，通常是针对门诊患者。腹腔镜检查主要是在肚脐处或其附近开一个小切口，然后将腹腔镜插进腹腔，通过腹腔镜直接看到输卵管、卵巢以及子宫的外观。有时，为了更好地观察到盆腔器官，也可以在别的地方开小切口。医生会检查是否有子宫内膜异位、粘连物、肌瘤以及卵巢多囊等情况。医生还可以往宫颈或子宫里注射一种液体，看看输卵管是否畅通。检查完后一两天内受检者可能会有疼痛麻木感。

■ 宫腔镜检查通常也是针对门诊患者的。在全身麻醉或局部麻醉状态下，通过

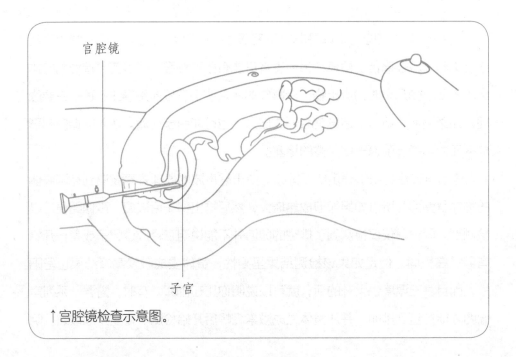

↑宫腔镜检查示意图。

被扩大的宫颈把宫腔镜插到子宫腔。医生通过往子宫里注入空气或者干净的液体使宫腔扩大，并把其中的黏液和血液冲洗干净。医生将会观察宫腔内有没有子宫肌瘤、息肉、瘢痕以及先天畸形。

确定时间很重要，具体见表 6.2，尤其是在不育症的治疗过程中。这里有一个图表可以帮助患者确定哪些检查应该在月经周期的哪些时间段进行。

表 6.2 不育检查时间表

周期日	检查	在这个时间进行的原因
12～15 天	性交后试验	该检查的目的是查看精子在宫颈黏液中是否可以正常生活。所以把此检查安排在宫颈黏液环境最适于精子生存的时间里
19～24 天	孕酮检查	该检查的目的是检查所产生的孕酮水平。孕酮在排卵期的分泌量升高，所以把此检查安排在血液中孕酮水平最高的时候
19～28 天	子宫内膜活检	该检查的目的是看子宫内膜组织能否发展成适合胎儿植入的结构。该检查在排卵后进行，因为此时子宫内膜组织生长情况最好

男性的特殊检查

男性不育症患者做大量的内分泌检查是很重要的，这样可以确保不漏掉任何可能引起不育症的因素，并且能确定不育症是否为某些潜在的重大健康问题的征兆。

如果常规的实验室检查结果得不出任何结论或者无法检查出存在的具体问题，可能就需要做一些更为复杂的检查了。以下是一些可能要做的检查以及检查的原因。

■ 顶体反应试验。这项检查用来检测精子的头部能否经受所必需的化学变化并穿透卵子的外层。

■ 阴囊活检。这项检查用来检测精子的生成情况。在此检测中，要在精细管及其周围（间质组织）取一小片组织，放在显微镜下观察是否有生精异常的迹象。

■ 激素检查。激素检查在男性不育症检查中与在女性不孕症检查中一样重要。检查时先取血样然后检测卵泡促激素和黄体生成激素的含量，这两者在精子成长和睾丸激素水平的保持方面都具有非常重要的作用。高催乳激素水平可能伴随的是低睾丸激素水平甚至阳痿。

■ 血管造影术。这项检查是要取得输精管的 X 线照片，用于检查精子是否堵塞或渗漏。

■ 高分辨率阴囊超声术和静脉造影术。这项检查用于检查睾丸中因太小而无法在体格检查中检测到的精索静脉曲张。

■ 超声成像术。这项检查用于检查男性生殖器（包括前列腺、精囊和射精管）是否受损或堵塞。

■ 精子尾部低渗肿胀试验。它有时用来帮助预测精子能否进入卵子。正常精子被放入一种特殊的糖或盐溶液中时其尾部将会膨胀，而功能不正常的精子没有这种特性。然而，这种试验的意义受到不少生殖专家的质疑。

金点子 在整个治疗过程中要做好几个精液分析试验，因为精子质量可以随时改变，甚至一点点发热都有可能改变分析结果，所以反复试验评估很有用。

■ 精子凝集试验。这是一种在显微镜下观察精子是否会凝集在一起的实验室试验。凝集将会阻碍精子在宫颈黏液中游动从而阻碍其到达卵子。抗精子抗体或者受感染可以引起精子的凝集。我们前面也提到过，抗精子抗体的重要性以及检测它们的必要性都引起专家的争议。最近的数据已经增加了对这种试验的作用的怀疑，所以这种试验已经用得越来越少了。

其他一些以前常用而现在很少用到的试验还包括精子穿卵试验等。

遗传检测

遗传检测对夫妻双方都很重要。有两类遗传检测对不育症的诊断和治疗非常有帮助：孕前遗传检测，牵涉到夫妻双方的检查；胚胎植入前遗传检测，用于检查体外受精中被植入前的胚胎。

孕前遗传检测对于精子数量极少的男性以及遭遇过反复性流产而又没有找到其他原因的夫妻来讲是一种很有用的诊断方法。孕前遗传检测也可以用于筛选遗传性疾病携带者，能够检测出夫妻双方是否是家族中或某些族群中盛行的严重遗传疾病的携带者，例如泰－萨氏病、囊性纤维化病、镰状红细胞贫血症和地中海贫血症等可以由家族遗传下来的病症。如果发现父母双方都是携带者，他们可能要选择是获得他们自己的生物学意义上的孩子，还是决定通过第三方生殖拥有孩子。

还有许多不育夫妻喜欢在做完体外受精或其他辅助生殖术后再做进一步的遗传检测。这种类型的遗传检测叫作胚胎植入前遗传检测（PGD），用于检查体外受精中被植入前的胚胎以排除严重的遗传性疾病。

另外还有一种遗传检测也是产前检查。它主要在怀孕期间通过羊膜穿刺术或者绒毛膜穿刺术检查胎儿，以排除唐氏综合征和其他严重的遗传性疾病。

诊断决策

知道了各种检查的作用后，夫妻双方就可以跟医生一起决定除了那些非常简单的检查，还需要做哪些诊断检查。如果可能的话，可以免去一些没有必要、很耗时间或费用很高的检查。可以询问医生以下问题，这对于做出明智的决定是很有帮助的。

- 这个检查是必要的吗？
- 这个检查将要表明的是什么？
- 费用是多少？
- 会不会很痛？如果很痛，那么如何做才能减轻痛苦？
- 要不要我的伴侣或者朋友陪伴我？
- 需要麻醉或是住院吗？
- 我需要请假吗？
- 要多久才能拿到检查结果？
- 如果检测结果呈阴性，下一步该怎么做？
- 如果检测结果呈阳性，我还需要做更多的检查吗？

记住，做什么检测以及最后接受什么样的治疗都取决于夫妻双方，当然最好还要考虑医生的建议，所以理解去做或者不做某个检测的意义是很重要的。要记住，这些决策将直接影响到医生准确而迅速地做出诊断以及患者以后的治疗。

做好治疗的准备

由于不育症关系到夫妻双方，所以必须要双方共同努力。在接受任何治疗之前，夫妻双方都应该各自想想接下来面对的是什么，然后在一起讨论："我（我们）想要的是什么？""我（我们）需要做些什么准备？"当然，不管是身体条件、精神状况还是经济状况都在变化。所以今天做的决定不是不可更改的，而且很有可能会发生变化。但是知道将要承受的是什么，可以有助于建立一个行动计划和时间表。这样就能掌控自己的状态并且缓解忧虑的情绪。

本章小结

- 一个不育症的基本检查包括身体结构检查以及实验室诊断检测。
- 女性的特殊检查包括照 X 线、超声波检查，有时还有小手术。
- 男性的特殊检查包括血检或其他的实验室检测，有时还要进行活检。
- 遗传检测适用于精子数量很少的男性以及有反复性流产而又没有找到其他原因的夫妻。
- 跟医生讨论过自己的想法后，夫妻双方应该决定做哪些检查以及接受什么治疗。

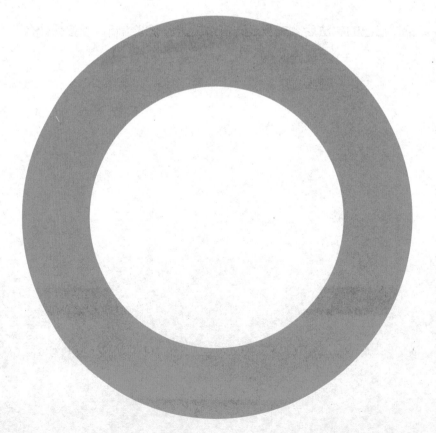

第四部分

很久未孕别灰心，
人工受孕也能好孕

第七章
药物疗法及其他
非手术疗法

·内容提要·

什么情况下选择助孕药·
最新的助孕药·多胞胎以及其他副作用·
监控药物治疗·男性助孕药·人工授精

一旦找到了合适的医生，并且已经做过了完整的诊断检查，患者可能会迫不及待地想接受治疗。不孕不育症的治疗通常以非侵犯性、非手术的治疗方法开始，例如药物治疗，除非必须做手术。

助孕药的适应证

药物治疗是治疗不育的主要手段。如果女性有明显的排卵功能障碍（女性不孕的主要原因），医生肯定会给她开一些助孕药。激素问题引起的不孕不育症可以通过排卵诱导疗法得到成功治疗，而不育症的药物疗法占到总病例的75%。这一数据与普通人群的生育率相当。

人们可能会惊奇地发现，有些助孕药以及其他一些通常用于治疗女性不育的激素类药物也可以用于治疗男性不育。同样，在男性不育的情况下，女性有时也被给予了一些药物，以确保她能够排卵并确定排卵的时间。有了这些保证，像治疗性授精这样的技术就可以在女性最佳的受孕时间里进行。

对于年龄较大的女性，或者不育原因尚未确诊的女性，医生通常会开一些助孕药以提高她的排卵质量。有时，如果夫妻双方都有生育问题——女性排卵不规律以及男性的精子数量少——助孕药可能就能弥补这些微小的生殖缺陷。

最后，助孕药是辅助生殖技术的必要组成部分，用于提高卵子的数量。

药物治疗是治疗不孕不育症的一个重要手段，对于面临药物治疗的任何夫妻来说，了解这些药物并知道它们的作用都是很有意义的。当然，助孕药并不是唯一的非侵害性疗法。在这一章中，我们将看看其他的选择如人工授精。

最基本的问题

在开始治疗之前，应该快速地了解一下排卵、受精和着床过程中的一些必需激素。

以下是自然月经周期的几个阶段。

1. 下丘脑以不连续的脉冲释放促性腺激素释放激素，其脉冲在月经周期的后期会升高。

2. 为了对促性腺激素释放激素信号做出反应，脑垂体释放卵泡促激素和黄体生成激素。卵泡促激素刺激卵泡成熟（在每个周期当卵巢处于休眠状态时大约有 2 ~ 15 个卵子及其卵泡出现，但是只有 1 ~ 2 个占优势并最终释放卵子）。

3. 随着卵泡的成熟，它们开始释放激素，一开始释放的是一种雌激素，即雌二醇。

4. 为了对雌二醇做出反馈，脑垂体释放的卵泡促激素越来越少。如果一切正常的话，只有足量的激素生成，特别是卵泡促激素生成，才能使得卵泡能在最好的环境中成熟。

5. 在周期的中期，卵泡完全成熟。黄体生成激素水平升高或者达到高峰，刺激卵泡排卵。

6. 排卵后的空卵泡变成了一种生产激素的结构——黄体，并开始释放孕酮，孕酮帮助子宫内膜变得更适合受精卵着床。

排卵障碍和助孕药

前面提到，排卵功能障碍是目前为止造成女性不育的常见因素，占到所有不育病例的 25% ~ 75%。排卵功能障碍是指卵巢无法正常地生成或排出卵子，这通常是激素失衡造成的。利用助孕药诱导排卵的目的是把激素水平调整到正常状态，这样在每个疗程中就都可以正常地获得受精所需的卵子。

● 助孕药的治疗范围

助孕药有助于治疗很多不同类型的排卵障碍问题。

■ 不排卵。

■ 排卵过少。

■ 排卵期不规律。

■ 黄体期缺陷，可能太长或太短。

■ 闭经。

■ 孕酮缺陷。

1. 我们即将在后面章节里讨论到，针对以上排卵问题，使用助孕药的目的是促进卵巢产生有限的卵子——1 ~ 2 个就可以。有时这也被叫作控制超排卵。很明显，获得卵子对于怀孕来说是非常重要的。

2. 助孕药能使排卵期变得有规律。利用助孕药能让人制定有规律的性生活时间表，并且有助于更好地安排人工授精（AI）的时间。

3. 助孕药在辅助生殖技术中也起到非常重要的作用。在辅助生殖技术中，助孕药用来增加每个疗程中存活卵子的数量（有时多于 12 个），以提高受精和着床的成功率（更多关于辅助生殖技术的内容请参见第九章）。

4. 在辅助生殖技术中，尤其是利用捐献胚胎的第三方生殖（详见第十一章），激素经常被用来为子宫做好胚胎着床的准备。

● 一些需要着重考虑的问题

如果打算使用助孕药，那么要记住，诱导排卵是一种很个性化的疗法。这是为什么需要专科医生通常是生殖内分泌专科医生治疗的一个原因，他们懂得如何适当地使用这些药物。决定应该用哪种或哪几种助孕药以及其剂量的因素有以下几个。

1. 医生会判断哪种或哪几种激素对患者是不起作用的。根据患者自身激素特点，医生可能会开一种或多种助孕药。而且，根据患者的临床表现，治疗可以向不同的方向进行。一种策略是补充缺失的激素，另一种策略是用一种激素刺激缺失激素的释放。其他的策略还有小剂量长期给药和大剂量短期给药。

2. 记住不是每一个疗程都会产生存活的有效卵子。要想最终高质量地排卵可能要花上好几个月。同样要记住，有时如果卵巢释放的卵子太多，那可能就不得不放弃这个疗程了，因为排卵过多会增加获得多胞胎的概率。当然，如果打算接受辅助生殖技术治疗，诱导排卵的目的就是为了得到许多高质量的卵子用于修复和受精。但是如果要通过性交或人工授精怀孕，诱导排卵的目的就不是这样了。

3. 年龄问题。我们之前也讨论过，随着女性年龄的增长，卵巢对激素刺激的敏感性减弱——不管是自身激素的刺激还是激素类药物的刺激——而且产生的卵泡也更少，最终导致血清中卵泡促激素水平达不到正常的峰值。同样，卵巢产生的雌激素和孕酮也会减少，有时会引起月经周期不规律甚至使得子宫更不利于怀孕。最终，受精卵发育成健康胎儿的可能性就更低了。

人们已经知道，随着女性年龄的增长，怀孕、足月怀孕以及生一个健康正常的婴儿的概率都降低了。对年长的女性给予传统药物治疗，通常效果不

注意！ 可能很多人都觉得生多胞胎是一件好事，但是单胞胎——即一次怀一个孩子——对于母亲和孩子来讲则更为健康。

佳。现在出现了新的合成药物，这些药物可以提高 40 岁以上女性的卵子质量。年长女性如果没有别的生殖问题，注射助孕药可能就能够正常排卵。但是不幸的是，年长女性流产的危险性也更大。

其他需要记住的事项如下所述。

■ 助孕药可能使患者的情绪失衡。这些药物能使处于月经期的女性情绪波动增加。这些经前综合征，有时能够使本来就因为治疗过程中希望和失望而变得脆弱的情绪变得更加恶化。

■ 助孕药需要精心的监测。像氯米芬和来曲唑这样的口服药物几乎不需监测。但是那些含有卵泡促激素的注射性药物需要严格的监测。医生必须有预测患者对药物反应的能力并且能计算出某个特定时间要注射的药物剂量。这部分激素平衡的调节由你将在此疗程中做的检查的结果来指导。

■ 助孕药经常需要每天注射，并要连续注射好几天。为了节省费用以及时间，可以在家里由家人或者信得过的朋友帮助完成。医生会教给他们如何注射。

● 为什么一定要监测

一定要有医生精心地监测这些药物在患者的卵巢系统上所起的作用，这点是非常重要的。需要医生监测有以下几点理由。

■ 评估对助孕药的反应并且做出适当的调整。

■ 确保在任何一个疗程中都不会产生过多的卵子。因为助孕药能够刺激卵巢产生多个卵子，所以生多胞胎的可能性就更大。而多胞胎则会带来更多的先天性危险：早产、婴儿体重过轻甚至是流产。这些问题是患者和其家人以及医生必须讨论的。在排卵诱导下的大部分怀孕——超过 75% 都是单胞胎，而 20% 的是双胞胎，很少是三胞胎或多胞胎。

■ 确定排卵的时间。这可以使女性最大限度地成功受精，不管是通过性交、人工授精还是辅助生殖技术。

■ 避免卵巢过度刺激综合征的发生。卵巢过度刺激综合征是一种潜在的、严重的甚至是威胁生命的病症。就像它的名字暗示的那样，它是在卵巢被过度刺激产生卵子的状况下引起的。卵巢可能会增大而且液体可能会在腹部潴留。

接受过排卵诱导的女性患轻微的卵巢过度刺激综合征的概率可达到10%，但是只有1%以下的女性会患上严重的卵巢过度刺激综合征。实际上，有些助孕药如氯米芬和来曲唑，很少会引起卵巢过度刺激综合征。患有多囊卵巢综合征的女性很容易患上卵巢过度刺激综合征。因为她们往往会产生许多小卵泡，而大卵泡却很少，所以患卵巢过度刺激综合征的概率就更大。

卵巢过度刺激综合征的早期症状有骨盆疼痛、恶心、呕吐、体重增加以及少尿。如果情况比较严重，液体可能会在肺部潴留，引起呼吸困难。一种极为严重但是很少发生的情况是卵巢破裂。卵巢过度刺激综合征也可以引起凝血，损坏肝、肾、肺以及大脑。还有一种少有的情况是导致死亡，尽管医生很小心地给药并且监测严谨。

卵巢过度刺激综合征会突然发作，通常是在排卵后约1周时间里。正在服用含有卵泡促激素的助孕药的患者需要在排卵后至少2周内被监测。如果怀孕了，在怀孕的前期需要监测。

幸运的是，尽管助孕药的服用的确有不少危险性，但是随着现代给药方式和监测技术的进步，并且有称职的医生开药和监测，助孕药还是很安全的。

● 如何监测排卵诱导

正在使用助孕药的患者，在整个治疗过程中，将要定期地做一些检查。最重要的几个检查如下所述。

■ 超声波检查，用于检查卵泡的数量，生长情况以及它们的直径。

■ 验血，用来检查整个疗程中的激素水平。医生将根据检查结果调整剂量。

除了这些重要的检查，医生还会检查药物在患者身上产生副作用的迹象。医生可能也会给患者做一个性交后试验，以评价宫颈黏膜的质量。如果使用了具有抗雌激素特性的激素，则一定要做性交后试验，因为具有抗雌激素特性的激素能使宫颈黏液变稠，不利于精子运动。

医生还会测基础体温，并使用优孕导航仪和超声波，以有助于评估患者对口服药物的反应。

既然已经知道助孕药的用途，知道医生是如何监测患者对药物的反应，还知道这些药物的缺点是什么，那么我们将提供一些特别的问题，以供患者在开始治疗之前向医生询问。

患者应该向医生询问以下问题"这种药物是做什么用的？""它有什么副作用？""我要服用多久？""我什么时候能看到疗效？""它有没有什么危险性？""服用这种药物的过程中，我需要做什么监测吗？"

一定要问医生在服用这些药物期间是否需要避免参加什么活动，并且要拿到医生所开的药品说明书。说明书里包含有药物的保存方法、处理方法以及服用方法等信息。对这些药物的了解越多，就越能以更好的心态面对它们可能对患者身体和精神的影响，以及在每个疗程中的成功或失败。

助孕药用药指南

除了对助孕药有一个整体的了解，了解更多特定的药物也是非常重要的。为了方便大家阅读这一部分，我们提供了一个关于常用助孕药的详细列表，上面有它们的通用名或化学名，以及商品名。例如，氯米芬，就是一种常用助孕药的通用名。其商品名是 Clomid 或 Serophene。

记住，大部分助孕药其实就是激素，所以它们没有通用名。尿促性腺激素（hMG）是一种激素的名称，也就是该种药物的名称。

列在它们的通用名和商品名后面的是给药途径，即药物是通过什么途径进入体内的。其中大部分药物是注射给药。一般来讲，比较老的一些药物是通过肌内注射（IM），即向肌肉组织中注射给药。患者无法自己进行肌内注射，所以她必须争取家人或别人的帮助。

许多新药，特别是那些通过基因工程开发的新药，通常是通过皮下注射（用一根细小的针管在皮肤下注射）给药的。这种注射对患者来说就容易多了。有些助孕药是口服的。有时，也可以通过鼻腔喷雾给药。

接下来的内容就是医生们所说的药物的作用机制，换句话说就是药物是如何发挥作用的。然后我们还会讲药物的作用和功效。我们之前也说过，注射给药的助孕药在整个疗程中都需要精心地监测在患者体内的水平。我们也已经讨论过可能要做的一些检查（如实验室评估、超声波检查、体格检查以及性交后试验）及其原因。所以我们只会列出可能要做的一些检查的名称。患者可以参考关于药物监测方面的相关部分，查找这些检查的基本原理。

最后，我们还会列出药物常见的副作用以及危险性。我们不会写出药物的剂量，因为剂量是由特定的时间里你的激素水平决定的。在你的整个治疗过程中，剂量很有可能要改变好几次。因此，你应该经常问问医生你使用的是多大剂量的药，如果剂量有变化，你还要再问清楚。

我们也不会告诉你某种或某几种药物应该使用多长时间，因为这是你和医生才能决定的事情。我们只会提醒你使用这些药物不要超过若干个月。同样，要记住，很多药物的副作用都与使用的剂量有关。意思是说，你使用的药物越多，副作用也会越多越严重。就像使用其他任何药物一样，如果你感觉有严重的副作用的话，要立即给医生打电话。

● 氯米芬（Clomiphene Citrate）

这是一种治疗女性不孕症最有效的药物之一，也是最古老、最便宜的助孕药之一。

商品名：Clomid，Serophene。

给药途径：口服。

药理作用：氯米芬是一种抗雌激素药。它能阻断下丘脑中雌激素受体，让下丘脑认为机体缺乏雌激素。结果下丘脑给脑垂体发信号，让其分泌更多的卵泡促激素和黄体生成激素。升高的卵泡促激素促进卵泡成熟。随着卵泡的成熟，它自己开始释放雌激素。一旦停止服药，下丘脑感受到了高雌激素水平，并命令脑下垂体开始分泌黄体生成激素并促使卵子释放。如果患者没有来月经，医生将会让她先使用孕酮类药物以促使月经的来临。

适应证：月经不规则、月经周期过长问题。氯米芬可以刺激排卵（有时，黄体期缺陷也可能是氯米芬产生的一个副作用）。如果没有来月经，在确定毫无怀孕迹象之前最好不要服用这种药。

可能出现的效果：氯米芬通常要在月经来潮几天后，连续服用5天。具体什么时候开始服用，要根据患者的激素情况而定。如果一时没有月经，医生可能会开口服的黄体激素或者口服的醋酸甲羟孕酮（安宫黄体酮）以促使月经的来临。如果氯米芬正常发挥作用的话，服完药物大约1周后就应该能排卵了。

可能要做的检查：很有可能会做性交后试验，以确保此药没有使宫颈黏液变稠。如果检查结果表明宫颈黏液变稠，医生会开一些雌激素或者强的松。如果这些不管用，可以选择人工授精或其他的激素（黄体生成激素或卵泡促激素）。

> **注意！** 氯米芬对宫颈黏液会产生副作用，所以你得认真观察你的宫颈黏液，如果黏液在排卵期变得混浊而黏稠，要把情况告诉给医生。

患者可能还要制作基础体温表并使用排卵监测。也可能需要做盆腔检查看看患者对药物的反应如何。为了确保没有患上多囊卵巢综合征，患者可能需要在开始另外一个疗程前做盆腔检查或超声波检查。如果排卵检查呈阳性，除非患者情况很复杂或者打算接受辅助生殖技术的治疗，否则血液检查和超声波监测很少被用到。

如果女性服用了这种药物后排卵正常，那么服用 3 个疗程后大部分都会怀孕。如果服用了 6 个疗程之后还没有怀孕，以后再服用，怀孕的机会也会显著下降。

危险性：用氯米芬生多胞胎的危险比其他的助孕药都更小。生双胞胎的概率大约是 10% 或更少，而生多胞胎的概率只有 1%。卵巢过度刺激可能引发多囊卵巢综合征，这也是要在每一个疗程开始之前做盆腔检查的原因所在。这种药物很少引发严重的卵巢过度刺激综合征。

副作用：潮热、情绪波动、沮丧、恶心以及胸闷。如果你有严重的头痛或视力问题，要立即去看医生。

● 来曲唑（Letrozole）

来曲唑是一种新型抗雌激素药，用来治疗乳腺癌，也可以用来诱导排卵。跟很多传统的抗癌药不一样，来曲唑不会杀死细胞。

商品名：Femara。

给药途径：口服。

药理作用：来曲唑是一种芳香化酶抑制剂，可以抑制卵巢中雌激素的生成，作用机理跟氯米芬很相似。然而，它易于被机体吸收，所以相比之下它对宫颈黏液产生的副作用会更小。

可能出现的效果：与氯米芬相同。

可能要做的检查：与氯米芬相同。

危险性：与氯米芬相同。

副作用：与氯米芬相同。

● 绒毛膜促性腺激素（HCG）

绒毛膜促性腺激素是女性怀孕早期产生的一种激素，可以在孕妇的尿液中得到。

商品名：Profasi,Pregnyl,Ovidrel（通过基因工程生产）。

给药途径：肌内注射或者皮下注射。

药理作用：通常与氯米芬、来曲唑、尿促性腺激素和卵泡促激素联合使用。绒毛膜促性腺激素在化学结构上与黄体生成激素很相似，也能产生与黄体生成激素类似的 LH 高峰，能使成熟的卵泡排卵。

适应证：很多女性接受过诱导排卵的治疗后还是无法自然排卵。虽然绒毛膜促性腺激素与黄体生成激素的作用相同，但是它持续的时间更长，而且更便宜，使用也更方便。

可能出现的效果：通常注射绒毛膜促性腺激素后约 36 小时会排卵。

可能要做的检查：超声波和血液检查。如果正在接受的是标准的诱导排卵，而不是为辅助生殖技术做准备而做的超排卵诱导，则会有太多卵泡生成，将不能注射绒毛膜促性腺激素。

危险性：多胞胎，卵巢过度刺激。

副作用：小腹压痛、注射部位发红或压痛、潮热、抽筋。

● 尿促性腺激素（hMG）

尿促性腺激素是卵泡促激素和黄体生成激素的结合体，可以在更年期女性的尿液中得到。它是目前最有效的助孕药之一。

商品名：Repronex,Menopur。

给药途径：肌内注射或者皮下注射。

药理作用：直接刺激卵巢（性腺）在一个周期中生产多个卵子。

适应证：这类药物是目前最有效的助孕药之一。如果氯米芬没有产生疗效，则可能需要更多的卵泡促激素，所以医生可能会给你注射尿促性腺激素。它能够大大提高卵泡促激素的水平，并且保持卵泡促激素持续高水平的时间也比氯米芬更长。这些药物对无月经的女性也有作用。而且，就像氯米芬一样，如果想做辅助生殖技术，有时也需注射尿促性腺激素。

可能出现的效果：从月经周期的第 2 天到第 5 天之间的某一天开始注射，通常要连续注射达 7 ~ 12 天之久。一旦发现有一两个大的卵泡，并且雌激素水平也适中，则注射尿促性腺激素可以刺激卵泡排卵（有时，注射过尿促性腺激素的女性也可能自己排卵）。如果发现有许多的卵泡生成，尿促性腺激素的注射就要停止。

不像氯米芬，这些药物没有抗雌激素的作用，所以不会对宫颈黏液产生副作用。实际上，可能还会相反——能够使精子更容易到达宫颈。

可能要做的检查：超声波和血液检查。

危险性：由于尿促性腺激素如此有效，所以其产生多胞胎的概率也要比氯米芬更高。使用过尿促性腺激素的女性其异位妊娠、自然流产以及早产的概率都可能增加。同样还有患卵巢过度刺激综合征的危险。

副作用：乳房痛，注射部位疼痛、皮疹、肿胀或者潮红，腹部肿胀或疼痛，情绪波动。

● 卵泡促激素（FSH）

卵泡促激素，以前只能从更年期女性的尿液中得到，现在可以人工合成了。

商品名：Follistim，Gonal—F，Bravelle。

给药途径：皮下注射。

药理作用：直接刺激卵泡生长成熟。

适应证：卵泡促激素通常是在氯米芬没有发挥疗效的情况下使用的。由于这些药物含有卵泡促激素和少量的黄体生成激素，所以对于多囊卵巢综合征患者也是有帮助的。在多囊卵巢综合征患者中，黄体生成激素水平高，而卵泡促激素水平却偏低或者正常。

可能出现的效果：通常是在月经周期的早期每天注射卵泡促激素，大约注射1周。排卵通常发生在治疗后一两周内。就像使用尿促性腺激素的女性一样，使用卵泡促激素的女性也要用超声波检查和血液雌激素检查进行监测，并且需要注射尿促性腺激素以刺激卵泡排卵。

可能要做的检查：超声波和血液检查。

危险性：与尿促性腺激素相似。

副作用：与尿促性腺激素相似。

● 黄体素 α（LH）

黄体素 α 是世界上第1种纯的黄体生成激素。以前是从尿液中得到，现在可以用基因工程生产（重组黄体生成激素）。

商品名：Luveris。

给药途径：皮下注射。

药理作用：促进卵子的成熟与排卵。

适应证：用于治疗严重垂体抑制症（LH 和 FSH 缺乏）。必须与卵泡促激素联用。

可能出现的效果：与尿促性腺激素相似。

可能要做的检查：与尿促性腺激素相似。

危险性：与尿促性腺激素相似。

副作用：与尿促性腺激素相似。

● 溴隐亭（Bromocriptine）

催乳素是一种帮助产后女性产乳的激素，溴隐亭能够降低催乳素水平。

商品名：Parlodel。

给药途径：口服，或者特殊情况下阴道给药。

药理作用：抑制脑垂体分泌催乳素。

适应证：催乳素用于治疗高催乳素水平的女性疾病，催乳素能够抑制卵泡促激素和黄体生成激素分泌。

可能出现的效果：溴隐亭要每天用药，连续用几天直到催乳素水平恢复正常并且维持正常水平。溴隐亭治疗会相当地成功，尽管有的女性也要同时使用氯米芬或者尿促性腺激素。

可能要做的检查：催乳素水平检查和垂体扫描。

危险性：溴隐亭不会增加产生多胞胎的概率。

副作用：恶心、呕吐、鼻塞、头痛、目眩、昏厥和血压降低。其中的很多副作用可以通过改为阴道给药来减缓，副作用通常 7 ~ 10 天就会停止。

● 促性腺激素释放激素（GnRH）兴奋剂

促性腺激素释放兴奋剂影响体内雌激素和睾丸激素的释放。

商品名：Lupron（醋酸亮丙瑞林），Synarel（那法瑞林），Zoladex（戈舍瑞林）。

给药途径：Lupron，肌内注射或者皮下注射；Synarel，鼻腔喷雾剂；Zoladex，皮下植入。

药理作用：促性腺激素释放激素兴奋剂能刺激垂体释放卵泡促激素和黄体生成激素，最终将垂体内的卵泡促激素和黄体生成激素消耗殆尽，并抑制它们。

适应证：促性腺激素释放激素兴奋剂通过抑制正常的卵巢功能，使得排卵正常进行。促性腺激素释放激素兴奋剂对于打算做辅助生殖技术的女性特别有帮助。它们能够降低辅助生殖技术疗程由于助孕药作用不佳或者过早排卵而不得不取消的概率。促性腺激素释放激素兴奋剂有时也用于患有多囊卵巢综合征、子宫内膜异位或者子宫肌瘤的女性。

可能出现的效果：促性腺激素释放激素兴奋剂需要每天注射。一开始可能会产生一些轻微的副作用，但是随着时间会消失。

可能要做的检查：超声波和血液检查。

危险性：多胞胎，如果与辅助生殖技术联用还可能出现卵巢过度刺激综合征。

副作用：如果单独使用，其副作用跟女性更年期综合征相似，包括潮热、头痛、情绪波动、恶心、呕吐、阴道干涩导致性交时疼痛、乳房变小和骨质流失。如果与尿促性腺激素或相似的药物联用，其危险性和副作用与尿促性腺激素类似。

● 促性腺激素释放激素（GnRH）拮抗剂

促性腺激素释放激素拮抗剂与促性腺激素释放激素兴奋剂的作用正好相反。促性腺激素释放激素拮抗剂能够立即控制卵泡促激素和黄体生成激素的抑制，这样可以诱导排卵。

商品名：Cetrotide（centrorelix），Antagon（granirelix）。

给药途径：皮下注射。

药理作用：促性腺激素释放激素拮抗剂阻断促性腺激素释放激素，并阻止卵泡促激素和黄体生成激素的释放以及黄体生成激素高峰。

适应证：促性腺激素释放激素拮抗剂对于安排受精技术和其他技术的时间很有帮助。

可能出现的效果：这些药物能够暂时关闭卵巢，这样就能够防止过早排卵。在适当的时间，必须使用绒毛膜促性腺激素以诱导排卵。

可能要做的检查：超声波检查和血液检查。

危险性：与促性腺激素释放激素兴奋剂相似。

副作用：与促性腺激素释放激素兴奋剂相似。

● 二甲双胍

二甲双胍通常在 2 型糖尿病治疗中用来调节血糖水平。虽然目前为止二甲双胍只被批准用于糖尿病的治疗，但是它在治疗多囊卵巢综合征时疗效非常显著。

商品名：Glucophage。

给药途径：口服。

药理作用：二甲双胍能够消除阻止多囊卵巢综合征患者排卵的抑制过程。它不像其他的助孕药那样刺激排卵，而是通过降低胰岛素水平使排卵发生。它也能有助于助孕药在多囊卵巢综合征患者身上更好地发挥作用。

适应证：用于治疗多囊卵巢综合征。

可能出现的效果：二甲双胍通常一日两三次，饭时服用，因此肠胃综合征是很常见的，但是很快就会消失。

可能要做的检查：跟医生讨论。

危险性：可能会引发一种很少见的但是非常严重的致命疾病，即乳酸中毒，特别是那些酗酒的，患肾脏或肝脏疾病的，脱水的或者血液中氧气不足的女性更容易得这种病。

副作用：恶心，呕吐，食欲减退，腹泻，腹胀。

男性助孕药

激素替代疗法能够帮助那些患有激素异常症状的男性。以下这些药物本来是用于治疗女性不孕的，但是有时也用于治疗男性不育。在前面女性助孕药

注意！ 助孕药不能随便服用，因为它们是效力很强的激素。如果一种药物在 3 ～ 6 个疗程中都没有产生疗效，你和医生则应该考虑重新评估药物摄入法，当然也要考虑到后面的治疗。

部分都有这些药物的描述。

- 绒毛膜促性腺激素通常用于刺激睾丸释放睾丸激素，并且促进精子的生成。
- 氯米芬用于促使精子的生成。
- 尿促性腺激素有时用于治疗卵泡促激素和黄体生成激素失调的男性。
- 溴隐亭用于治疗确诊患有催乳素过高症的男性。

这些药物是否有效是由造成不孕不育的原因以及其所用的药物决定的。性功能减退的男性给予促性腺激素进行治疗时经常能收到很好的疗效。他们不仅在1年内恢复正常的精子水平，而且他们的精子也有较好的形态和活性。

对于先天不育的男性，他们的精子水平低下的原因不明，医生有时会给予他们含有如氯米芬这样的激素疗法。尽管这些药物可能提高精子数量，但是研究表明精子的活性很少得到提高，所以受孕率有高有低。

这些药物用于男性时，被认为是安全的。但是有些服用了氯米芬的男性有视力减退、胃肠道疾病、神经紊乱以及性欲和体重改变等不良反应出现。

● 其他的药物

除了激素还有其他药物有助于男性不育症的治疗，如抗生素。感染可能影响精子的生成和运输。前列腺、精囊、附睾、尿道甚至睾丸自身都可能被细菌感染。患者一旦诊断为感染，医生就会开一种有效的抗生素。

在第四章里，我们提到，勃起功能障碍和逆行射精都是男性不育的重要因素。这种问题有时可以通过在男性尿样中分离精子，然后将精子注入其妻子体内而得到解决。有些男性甚至可以通过服用一些普通非处方药而得到解决。这类药物能够影响神经信号，在射精的过程中可能使得膀胱颈关闭，这样就可以恢复正常射精了。

阳痿，不管是生理因素引起的还是药物因素引起的，通常可以通过使用诸如伟哥、劲敌（Cialis）和力维他（Levitra）等药物得以解决。

● 其他的治疗方法

有神经性缺陷或受过伤的男性在性交或手淫过程中都会有射精障碍。可以用下面两种新的射精刺激方法收集精子。

■ 振动刺激，是用一个电动的振动装置按摩阴茎。

■ 电刺激射精（EES），是把一根探针插入直肠（如果患者直肠很敏感，则要麻醉），然后用低压电流刺激神经，诱导射精。

用这些方法收集到的精子经过处理后可用于体外受精（IVF）或者治疗性授精（TI）。

人工授精

目前用来治疗不育症的一种最常见、最古老、最简单和最成功的疗法之一就是用丈夫的精子或捐献者的精子进行人工授精（AI）。

男性生殖系统的许多问题都会导致男性难以把精子直接射入女性的阴道。这些问题有的可以通过手术治疗，有的也可以通过人工授精的方式得以解决。

人工授精有时也称治疗性授精。如果女性用的是丈夫的精子进行人工授精，就叫夫精人工授精。如果用的是捐献者的精子，就叫供精者人工授精。

不管是用丈夫的精子还是捐献者的精子，其目的都是使大量的精子尽量接近卵子，以利于受精。有时在排卵期间这一过程要重复好几次，以尽可能多地增加受精机会。

一旦证明女性没有严重的问题，如输卵管受损或者着床困难，就可以使用人工授精受孕。关键是这种手术要在女性排卵时施行。事实上，人工授精通常与诱导排卵同步进行。

对于患有逆行射精、早泄、延迟射精或者先天身体有缺陷阻碍精子射入阴道的男性，夫精人工授精是很有帮助的。女性宫颈黏液质量差或会产生抗精子抗体而不得不回避宫颈者，也可施行夫精人工授精。夫精人工授精也常用于不明原因的不育症治疗。人工授精有两种技术：宫颈内授精和宫腔内授精。

在宫颈内授精中，男性通常是通过手淫来提供一个精液样本。如果用的是捐献者的精子，则要用至少6个月前收集的冷冻样本，解冻后使用。用注射器或套管把样本植入宫颈中。有时要用一个宫颈帽盖几小时以防止精子从阴道流出。

在宫腔内授精中，把精子从精液中分离出来是必须的，因为精液中含有能够刺激子宫的物质。然后把精子集中在少量的培养基中。分离过的精子不是放在宫颈附近，而是被装入一根细导管中，然后通过宫颈插入子宫。这种情况

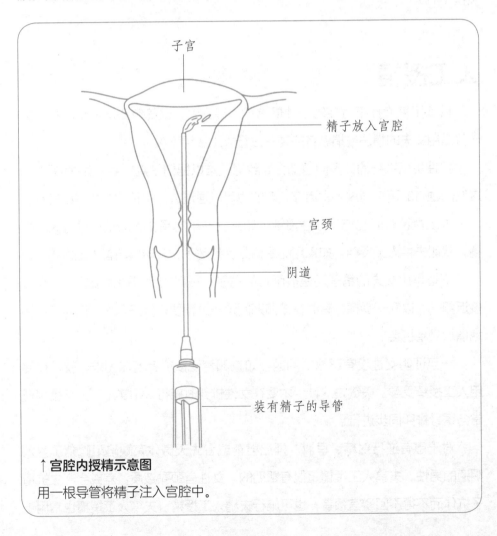

子宫

精子放入宫腔

宫颈

阴道

装有精子的导管

↑宫腔内授精示意图
用一根导管将精子注入宫腔中。

金点子

如果你打算做夫精人工授精，确保你的丈夫在最近 3 个月之内没有过发热或者其他的疾病；因为发热或生病都会对精子造成不利影响。如果发热或生病了，那么人工授精成功的可能性不大。

下精子被放置在子宫深处，甚至比宫颈内授精还接近输卵管。这个过程通常是无痛的。最近几年，宫腔内授精已经替代宫颈内授精。

如果人工授精还是无法解决男性不育问题，对于很多男性，特别是那些具有生理缺陷的男性来说还有一个选择就是手术。对于很多具有生理缺陷的女性来说手术也是一个很好的选择，这将在后面的章节中讨论。

本章小结

■ 对于 75% 患有排卵障碍的女性，都可以用助孕药诱导排卵。

■ 市场上你可以选择几种有希望的新助孕药，包括来曲唑和黄体素 α 。

■ 女性助孕药能够有效地治疗一些患有某些激素问题的男性。

■ 多胞胎是某些助孕药潜在的严重副作用。

■ 服用助孕药的女性应该用血液测试和超声波测试进行严密的监测，以避免卵巢的过度刺激或其他严重的问题。

■ 人工授精对于一些不育夫妻来说是一种非常有效的治疗方法。

第八章
手术治疗

·内容提要·

最新的手术革新·女性的手术选择·
男性的手术选择·传统手术与辅助生殖技术·
做手术前的顾虑

在上一章中我们讲到药物治疗对很多不育的夫妻非常有效。然而，对于那些有生理问题或其他非激素问题的患者，手术治疗可能是他们最好的选择。

以前，手术在治疗许多不育病例时经常不是很成功，那时医生们既没有像今天这样的手术工具，也没有像今天这样的手术技术。最新医疗技术的应用解决了医生们以往在手术中遇到的很多困难，现在可以给很多夫妻提供一个真正的恢复生育的机会了。

手术革新

有几种新的手术革新为不育症现代治疗技术的发展进步做出了很大的贡献。这些革新包括以下几种。

■ 显微外科手术。高倍放大镜的使用使得男性和女性生殖系统细微结构的修复变得更加可行，更加成功。

■ 激光手术。激光可以用于切除病灶或者损伤组织，而且不会造成流血和创伤，也能够改善手术结果。

■ 微型高精密度手术器械。这些手术器械能够使手术医生们看到、够得着并且在盆腔和其他身体组织的狭小空间里进行手术。

■ 内窥镜。这些狭窄的、像望远镜一样的纤维光学仪器能够使医生直接看到身体的内部以检查受损或患病的组织器官。它们也有许多治疗上的启示和应用。

内窥镜起初是用于诊断疾病的，现在也用于手术治疗。现在医生不但可以更近距离地检查到内部器官，而且还可以在他们发现问题的时候马上就给予修复，免除了第2次或者更多的侵犯性手术。

有两种常用于不育手术的内窥镜（它们的侵犯性已被降到最低限度）：腹腔镜和宫腔镜，我们在第六章中讨论过。当这些器械用于诊断或评估一种疾病时，这个过程就叫作腹腔镜检查或宫腔镜检查。这些器械现在广泛应用于修复或者诊断子宫、输卵管以及卵巢疾病，包括子宫肌瘤和子宫内膜炎。当它们用于修复某种病灶时，这个过程就叫作腹腔镜手术或宫腔镜手术。

以下内容描述的是这些器械是如何应用于手术中，而不是诊断中的。

■ 腹腔镜通过肚脐眼处或其附近开的一个小切口插进去。医生将会检查子宫、输卵管和卵巢。如果发现有可修复的部位，就可以通过其他的腹部小切口插入手术器械，如激光设备、手术刀和缝线（见本章后面的示意图）。

■ 宫腔镜是通过阴道和宫颈插入的，它能够使医生观察到子宫。同样，如果发现有可修复的部位，手术器械可以通过宫腔镜伸进去。例如，如果输卵管与子宫连接处有轻微的堵塞，可以通过宫腔镜插入一根灵活的导管或者金属丝，把堵塞物疏通掉。宫腔镜手术也可以用来切除一些纤维瘤和隔膜缺损。

在很多类型的不育症治疗，尤其是输卵管修复中，腹腔镜手术已经在很大程度上取代了剖腹手术。宫腔镜检查可以免除切开主要的器官并且可以在患者局部麻醉的情况下做门诊治疗。相反，很多传统的手术需要全身麻醉而且具有很大的侵犯性，医生只有在患者腹部开一个大的切口才能在要修复的器官部位施行手术。

女性的手术治疗

多亏有了腹腔镜手术、宫腔镜手术以及其他的手术革新，现在做不育症手术的侵犯性和创伤性已比以前大大减少。这就意味着采用手术治疗输卵管、卵巢、盆腔或者子宫不育症时，女性所要承受的痛苦和不适更少，身体恢复得更快，治疗效果往往也会更好。

● 疏通输卵管

输卵管可能会被性传播疾病、子宫内膜异位甚至是以前的输卵管手术留下的瘢痕或粘连物阻塞。除去输卵管的阻碍物是女性不育症手术的一种常见方法。

之前提到的那些侵犯性限度最低的手术，能够有效地移除这些堵塞输卵管的瘢痕或粘连物。但是要做进一步的输卵管修复，通常必须用腹腔镜手术——一种需要全身麻醉的剖腹手术。在腹腔镜手术中，医生会切开患者腹部以接触到输卵管，然后用显微手术器械，把输卵管受损的部分切除，然后把留下的部分再缝合在一起。

堵塞物的位置决定着腹腔镜手术的类型。以下是 3 种最常见的选择。

■ 输卵管伞端造口术。这种手术是在输卵管的伞端开一个小口，然后将堵塞或损伤组织切除。

■ 输卵管伞端整形术。这种手术主要修复输卵管伞端损伤。

■ 输卵管补植术。这种手术主要把输卵管从子宫上移开并再把它联结在子宫壁上。

金点子	如果可能的话，手术后再请几天假在家休息，那样当你重返工作时会感觉好多了。

注意！ 如果你的输卵管有问题，当你认为自己可能又怀孕时，应该立即去看医生。就算你做过输卵管修复术，异位妊娠的可能性也会增加，你需要做检查看看早期妊娠的位置在哪里。

● 解除输卵管结扎术

输卵管堵塞不是女性需要做输卵管手术的唯一原因。那些施行过输卵管结扎术的女性中后来大概又有 10% 改变了主意。输卵管不能轻易被"解除结扎"，因为它们实际上有时是被切除了，而不是结扎了。女性的逆转绝育术需要腹腔镜手术，而且成功"解除结扎"的概率占到了总病例的 90%。然而，只有 60% ~ 70% 的女性经逆转输卵管结扎术后怀上了孩子。有几个因素决定着逆转绝育术的成败以及后来能否怀孕。

■ 原来的输卵管结扎术是如何做的。如果是用环或夹子将输卵管堵塞的话，输卵管受到的损伤就比真正用电烙术毁坏受到的损伤小。如果输卵管是从中切开的，那么输卵管结扎逆转术成功的可能性就大。这样虽可能获得重新怀孕的机会，但是无法保证你能怀孕。

■ 解除结扎术后输卵管剩余了多少。输卵管留得越多，怀孕的可能性越大。

■ 医生是否有经验。输卵管绝育的逆转术是一个需要用显微手术器械的精确的手术，所以需要找一个专门做这种显微手术的经验丰富的医生。医生做这种手术越有经验，成功的可能性就越大。不仅仅对逆转绝育术来说是这样，对其他的手术也是这样。

● 输卵管手术和辅助生殖技术的比较

就像其他的侵犯性治疗一样，事先跟医生讨论手术相关的利弊是很重要的。在选择手术的时候患者可能要考虑一些因素，尤其是我们在第九章和第十章中讨论的体外受精和其他的辅助生殖技术。用手术方法或辅助生殖技术治疗输卵管疾病都各有利弊，具体见表 8.1。

表 8.1　手术和辅助生殖技术用于输卵管疾病治疗的比较

	手术	辅助生殖技术
助孕药	无	有
侵犯性	大	小
康复期	长	短
成功性	变化不定	变化不定
未来成功的可能性	允许继续尝试怀孕	只允许在治疗期内尝试怀孕
费用	少	多

● 子宫内膜异位和盆腔粘连的治疗

子宫内膜异位，就像我们在第四章中解释的那样，是在子宫外发现有子宫内膜组织的一种疾病。这种组织可以使生殖结构增生、缔结或者堵塞，从而影响妊娠和受孕。子宫内膜组织还可以在输卵管里或其周围生长，使得输卵管堵塞；或者在子宫的末端或腹腔的其他地方生长，引起盆腔粘连。

如果这种组织聚集在卵巢里，则有可能引起卵巢囊肿，叫作卵巢子宫内膜异位囊肿。

尽管子宫内膜异位通常能用激素类药物如醋酸亮丙瑞林治疗，但是有时很严重的情况下仍需要手术治疗，或者只做手术或者配合药物治疗。如果医生在腹腔镜检查的时候发现子宫内膜异位（也是唯一一条可以确切地判断是否患有子宫内膜异位的途径），则可以用激光或者电流将子宫内膜增生组织切除。

以前，剖腹手术或其他侵犯性的手术是治疗子宫内膜异位的标准方法。但是腹腔手术本身就会留下瘢痕。现在，输卵管或者盆腔子宫内膜异位以及盆腔粘连的手术控制通常包括了腹腔镜手术。这些侵犯性小的手术不仅仅所需的切口小，而且还可以用激光或电流将粘连物切除，不留瘢痕。

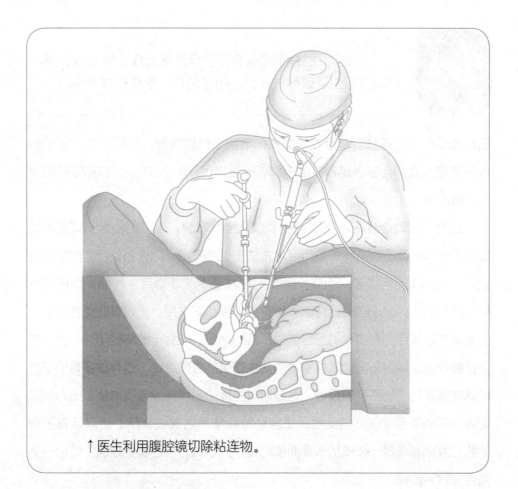
↑ 医生利用腹腔镜切除粘连物。

● 子宫肌瘤切除术

　　子宫肌瘤是引起不育的常见子宫疾病之一。这些不正常的但是非癌性的平滑肌组织的肿块能够阻止胚胎在子宫内着床或生长。黏膜下肌瘤在宫腔内部生长，这对怀孕造成了很大威胁。子宫肌瘤可以在宫腔镜手术、腹腔镜手术或者剖腹子宫肌瘤切除术中切除掉。

　　然而，针对子宫肌瘤，现在又有一种新的非手术疗法叫作子宫动脉栓塞术（UAE）——或者有时也叫 UFE。子宫动脉栓塞术通常是在静脉推注镇静而非全身麻醉的状态下，在腹股沟处开一个小切口，把导管穿入这个小切口并顺着其中一条股动脉引入子宫。然后往动脉中注射细小的沙样的小颗粒，封闭肌瘤血管床。这样就没有足够的血液来给肌瘤供给营养，然后过 3 ~ 6 个月很多子宫肌瘤就会变小或者完全消失。一般来讲，6 个月后大约有 70% 的患者的肌瘤减小。

因为子宫动脉栓塞术不涉及手术以及全身麻醉，所以比剖腹子宫肌瘤切除术（一种治疗子宫肌瘤的常用手术方法）更加安全。而且康复所需的时间也更短，大约 1 周就够了，而施行手术则往往要 1 ~ 2 个月。然而，跟任何一种治疗方法一样，子宫动脉栓塞术也有危险性和副作用，比如有些女性在术后会感染或者痛经。有少数情况会造成子宫的损伤，由此可能需要切除子宫。还有少数报道称做过子宫动脉栓塞术的女性有可能提前绝经。也有很多有关子宫动脉栓塞术后成功怀孕的报道，但是它对生育的影响还没有搞清楚，因为目前记录的只有不到 1000 例女性在子宫动脉栓塞术后尝试怀孕。所以尽管子宫动脉栓塞术看来是一个成功率高而侵犯性小的方法，但也需要跟医生讨论一下是否做这种选择。

男性的手术治疗

我们刚刚讨论的这些治疗女性不育的传统手术治疗技术中的一部分现在都被辅助生殖技术（ART）所取代。然而，手术疗法在男性不育症的治疗中却呈上升趋势。其实，有些用于治疗男性不育症的新取精术都是建立在辅助生殖技术中常用的显微操作技术基础之上的。

用于治疗男性不育的两种比较常用的显微手术技术是输精管再通术和输精管附睾吻合术。这些技术通常用于输精管切除术的逆转和梗阻性无精子症的纠正，这两者在接下来的内容中都有描述。

● 输精管切除逆转术

输精管切除术一直以来都是一种安全、有效并且很受欢迎的男性避孕方法。然而，由于各种原因，很多男性都想逆转输精管切除术。近 20 年来，输精管切除逆转术（有时也叫输精管阻塞的显微手术修复）得到了改进，成功率也提高了许多。

影响逆转输精管切除术成功的一个关键因素，就是做输精管切除术的施行时间。如果是在 10 年之内做的，那么施行输精管切除逆转术可以达到最佳效果，可以再次拥有生育能力。但是几十年前做的输精管切除术成功逆转的例子也不是没有。如果是在 3 年之内做的输精管切除术，那么逆转后的受孕率将达到 75%。

根据具体情况，也可以施行输精管再通术或输精管附睾吻合术。辅助生殖技术也是一个选择，我们将在下一章中讨论。

输精管切除逆转术是目前最常用的逆转输精管切除术之一，而且比输精管附睾吻合术操作更简单。其目的就是切除输精管在以前的绝育手术中被毁坏而现在阻止精子进入的那一部分，并且把干净的开口端重新联结起来（男性生殖系统的详细生理结构，请参见第二章）。

在这种精确的手术中，需要在阴囊的两侧各开一个小切口。根据以前做的输精管切除术在输精管上所处的具体位置，切口有可能还要更高一些，而且医生可能还要把睾丸和附睾从阴囊中取出才能再做手术。

输精管受损的部分将被切除。在把切除完的两端连起来之前，医生可能要仔细地观察并做出重要的判断。首先，医生要看看是否有精子存在。要观察精子，需从输精管中取一些液体并且在显微镜下检查。如果正打算做输精管切除逆转术，医生会取一些精子并且把它们冷冻起来以备后用。万一逆转术不成功，至少还有足够的精子可以用体外受精的方法让伴侣怀孕，而不用再一次忍受手术的痛苦以及再次支付费用。如果在液体中发现了精子，那么手术可以正常进行。然后要把管状输精管的里层和外层都缝合回去。这样精子就能再一次自由地通过输精管并在射精的时候从尿道排出。

　　如果输精管中的液体里没有精子存在，手术医生很有可能会选择做输精管附睾吻合术——一种更为复杂的手术。这种情况占到输精管再通术的 1/3。

　　如果附睾中有梗阻就要做输精管附睾吻合术。输精管切除术后如果感染或受伤也可能形成梗阻。有时梗阻是因为天生的缺陷。

　　输精管附睾吻合术的目的是绕过附睾小管中的障碍物。与输精管切除逆转术中把切除受损部分后的输精管的两端重新缝合起来不一样，输精管附睾吻合术是把其中的一端直接缝在障碍物下面的附睾小管上，另外一端就不管它了。这样精子就可以绕过障碍物直接从附睾流向输精管。

　　这两个要持续数小时的手术，都可以在局部或全身麻醉的情况下作为门诊手术来做。手术后要躺在床上休息一天左右，而且不要进行剧烈的体力活动或者性生活。医生还可能开些温和的止痛药，可能是一种抗生素。大约 6 ~ 8 周后，可能每个月都要做精液分析以检查手术的结果。

　　在手术的过程中对于手术的成败与否，医生已有一些把握了。输精管切除逆转术后怀孕率与手术中所取的输精管液体中精子的质量有关。精子的活性越强，结果也将更好。

　　男性在输精管切除术成功逆转后，大部分在 2 年之内都能让其妻子怀孕。如果逆转术后精液分析结果是正常的，而妻子却没有怀孕，可能会做抗精子抗体检查。将近 3/4 做过输精管切除术的男性都会产生抗精子抗体。但是由于输精管切除逆转术结果往往都比较好，所以不常需要做抗精子抗体检查。因为这种检查在预测手术后能否怀孕时往往不准确。但是有些医生还是认为它是一种有用的检查。

当然，妻子也需要继续接受检查，她可能也同时存在不育问题。

● 梗阻性无精子症的治疗

输精管切除逆转术或输精管附睾吻合术也可以用于治疗梗阻性无精子症男性。梗阻性无精子症是指由于输精管堵塞，射出的精液中没有精子的一种病。输精管堵塞可能是先天的也可能是后天的。但是不管是哪种情况，在做上述任何一种显微手术之前都要再做一些检查。仔细研究检查结果可以帮助医生找出堵塞物所在的具体位置。除了体格检查和精液分析，还应该检测一下血液中卵泡促激素水平和精液果糖水平。患者还很有可能需要做阴囊活检看看是否能够产生精子。

卵泡促激素水平的检测尤为重要：如果卵泡促激素水平太高，可能根本就不产生精子，所以即使做逆转术也是无济于事。另一方面，如果精液中检测到了果糖，那输精管通常就会被堵塞造成无精子症。

● 精索静脉曲张的治疗

睾丸周围的精索静脉曲张是非常常见的，尤其是在男性不育者中。大约有 10% ~ 15% 的男性患有精索静脉曲张症，这个比例比男性不育者所占的比例还要高。的确，由于不育问题而去看医生的男性中有 30% ~ 40% 的人都患有这种病症。

在治疗由于这种原因造成的男性不育症的手术中，曲张精索静脉切除术相对来说是比较简单常用的一种。这种手术可以在局部麻醉或者全身麻醉的情况下作为一种门诊手术施行。医生在腹股沟处开一个小切口，并且系住胀大的阴茎。

有些男性做过这个手术后精液质量得到了提高。但是不幸的是，很难预测这种手术适合何种人群。在美国一所男性不育中心，有将近 3000 个病例表明做过曲张精索静脉切除术的男性中有 2/3 精液质量得到提高，而且有40% 左右的男性成功地使他们的妻子怀孕了。

● 射精管堵塞的疏通

有一种手术叫作经尿道射精管口电切术（TURED），用以疏通从睾丸到尿道复杂的管道系统中的堵塞，这种堵塞可能由炎症引起或者先天异常引起。根据堵塞物在精子运输途径中所处的位置，可以选择用显微手术修复或内窥镜手术修复。经尿道射精管口电切术在治疗这种类型的男性不育问题时成功率通常都比较高。手术只需 30 分钟，只要从尿道中把手术器械伸进去清除堵塞就可以了。

● 新的取精技术

现在，先进的显微外科技术给那些少精或无精，包括施行输精管重接术失败的男性们带来了福音。运用这些技术，可以从那些曾经是毫无生育希望的男性身上直接获取精子。无精子症包括以下两种类型。

■ 梗阻性无精子症。这种情况是指睾丸生精功能正常，但是精子到达输精管通道堵塞。

■ 非梗阻性无精子症。在这种情况下不存在堵塞问题，而是睾丸产生的精子太少了。

近来，已经发明了几种用于治疗梗阻性无精子症和非梗阻性无精子症的

金点子

如果患有非梗阻性无精子症，但又不知道其原因所在，可以考虑做遗传病筛查，以帮助确定是哪些基因异常导致了这种疾病。如果患有梗阻性无精子症，而且天生没有输精管，应该做囊性纤维化基因突变的检查。

技术。这些技术都要与另外一种叫作卵子胞质内精子注射术（ICSI）的技术联合使用（有关ICSI的详情请参考第九章）。新的手术包括以下几种。

■ 显微外科附睾精子抽吸术（MESA）。这种显微外科术用来从患梗阻性无精子症的男性体内重新获取精子，通常用于治疗天生没有输精管或输精管堵塞的男性，他们的精子直接从附睾排出。

在此过程中，通常在阴囊上用显微洗液管或套管开一个切口，或者在每一个附睾管上开一个小口或小孔。在附睾管中发现有移动的精子时，就收集精液，并立即用于卵子胞质内精子注射术中。（也可以将精子冷藏备用。）

对于那些输精管切除后无法重接、输精管先天异常、患有神经性疾病或创伤导致的无法射精的男性来说，这种显微外科附睾精子抽吸术极有帮助。

■ 经皮附睾精子抽吸术（PESA）。这是一种比显微外科附睾精子抽吸术更简单、侵犯性更小的，用于从梗阻性无精子症男性中获取精子的方法。经皮附睾精子抽吸术的方法是从阴囊中插入一根探针并反复地刺破附睾以吸取精子。用这种方法取得的精子也要立即用于卵子胞质内精子注射术中。

■ 睾丸精子抽取术（TESE）。这是用一根活检针通过阴囊处开的一个小切口直接从睾丸组织中抽取精子的手术。要取一小片睾丸组织并且在实验室进行检查，看看是否有精子存在。如果有精子存在，抽取到的精子可以立即用于卵子胞质内精子注射术中，或冷冻起来以备后用。

■ 经皮睾丸精子抽吸术（TESA）。这是用针反复地刺破睾丸，抽取精子并立即用于卵子胞质内精子注射术中。这种手术通常对于患有梗阻性无精子症的男性比较实用，尽管它也用于非梗阻性无精子症患者。

是否做手术

在男性或女性不育症的手术治疗中，有很多种选择。有些是在传统手术和侵犯性小的手术之间做选择，其他的则是在手术和辅助生殖技术之间

注意! 有些辅助生殖技术也牵涉到需要麻醉的侵犯性手术。而所有侵犯性手术都是有利也有弊的。

做选择。

在调整任何治疗不育症的手术之前，都需要跟医生进行坦诚的讨论。

记住所有的这些显微手术都需要手术专家来做。所以，如果要做显微手术，一定要找到一名手术方面有良好记录的医生，这点很重要。要向医生询问："你多久做一次这样的手术？""你做这种手术的成功率是多少？""其他治疗中心或全国范围内的成功率是多少？"

找一名经验丰富的手术医生做手术是很有必要的，因为对于很多种类的手术，特别是输卵管的修复，通常只做一次。反复地做显微手术则通常都不是很成功。

不管是做什么手术，有些问题是应该问的，例如："做这个手术要花多长时间？""我要住院多长时间？"

还有其他一些问题如果弄清楚了将会使患者更容易康复。当患者与医生讨论手术的选择问题时，以下问题清单将会对患者有所帮助。

- 手术费用多少？
- 会有多痛苦？
- 我可以服用哪些止痛药？在离开手术室之前，要医生为你开些止痛药或抗生素。其实，有些机构有网上药房，在你可以得到完整的处方之前，会给你一个小药方让你渡过难关。
- 我需要什么后续的照料吗？
- 我需要卧床休息多久？
- 何时可以做不太剧烈的活动或是剧烈的活动呢？
- 何时可以重新工作？
- 何时可以再尝试怀孕？

最后，问一问是否要做后续检查。而且，还要搞清楚什么时候可以看到手术的结果。

在跟医生对手术问题做了初步的探讨以后，如果患者还有什么疑问，在正式开始手术之前，最好寻求第二意见。大多数医生都不会介意的。一定要问清楚，跟辅助生殖技术相比针对这种特殊病情的传统手术有什么优缺点。

不孕不育手术的进步在某些情况下使得传统的手术变得过时或者更加不令人满意。许多夫妻（特别是那些年纪大一点的）跳过常规手术，而直接做高科技的辅助生殖技术，以尽快解决不孕不育问题。他们往往不再尝试永久地解决他们的生殖问题的方法，而是选择暂时避开一些受损的或者功能不全的生殖器官，采用别的方法实现怀孕的梦想。接下来的两章里讨论的这些方法将为年纪大的夫妻以及许多有生理问题或其他疾病的夫妻带来比传统手术更好的效果，让他们能更快地怀孕并拥有一个健康孩子。

本章小结

■ 激光手术和显微手术可以治疗很多以前无法治疗的不育症。

■ 输卵管结扎术和输精管切除术现在可以通过手术得到逆转了，而且成功率也相当高。

■ 患有精索静脉曲张症和少精症的男性现在可以通过手术成功治疗，而且可以让妻子怀孕了。

■ 传统的手术通常可以永久地解决影响生育的某些问题，而体外受精技术则需要反复好几个疗程才能解决同一个问题。

■ 做手术之前有很多重要的因素需要考虑进去，如医生的技术、相关的危险性以及手术的费用等。

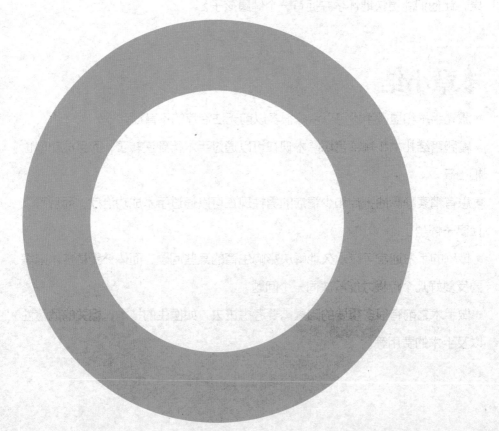

第五部分

辅助生殖技术，让好孕不再难

第九章
辅助生殖技术的现在与未来

·内容提要·

谁能够受益于辅助生殖技术·在此过程中涉及什么·
辅助生殖技术的内容·最新的技术·冷冻保存·
关于干细胞研究的争议·关于克隆的辩论

鲍勃·爱德华兹1989年在《产前生命》一书中描述着那一刻:"1978年
7月25日,路易斯·布朗出生了。她是一个可爱的婴儿……我等待着再把她
抱进我的怀中,并且为她皱皱的小身体感到惊奇。"

路易斯·布朗出生的消息震惊了整个世界,而且关于这种新的实验技术
会制造出古怪后代的可怕预言随之铺天盖地。从那以后,体外受精或起源于体
外受精的其他辅助生殖技术不仅变得很普遍,而且它们已经帮助成千上万的不
孕不育夫妻实现了拥有一个属于他们自己的生物学意义上的孩子的梦想,如果
没有这些技术,他们实现这一梦想的机会将微乎其微甚至毫无希望。

辅助生殖技术的适用人群

一开始,体外受精被看作是那些输卵管堵塞、损伤或者缺失的女性的最
后选择。而现在辅助生殖技术还广泛用于治疗输卵管问题造成的不孕不育,它
们的使用范围也越来越广泛。今天,它们也用于不育症的早期治疗,而不是作

为最后的选择。患有原因不明的不育症的夫妻，少精或无精的男性以及不孕群体中年纪较大的女性现在都利用辅助生殖技术来成功怀孕。下表 9.1 所显示的是使用辅助生殖技术最常见的情况。记住，这些仅仅是初步的诊断，那些夫妻很有可能存在至少一种造成不孕不育的因素。

表 9.1 利用自己的新鲜卵子做辅助生殖技术的夫妻的初步诊断

原因	占患者的比例	成功率（活产率）
输卵管因素	14%	31%
排卵障碍	6%	33%
卵巢存量降低	6%	14%
子宫内膜异位	7%	32%
子宫因素	1%	23%
女方因素	13%	23%
男方因素	19%	34%
多种因素（男方和女方）	19%	26%
不明原因	11%	30%
其他原因	6%	26%

辅助生殖技术并不是对表中这些类型的患者都适用。要做体外受精或者其他的辅助生殖技术的女性如果要使用她们自己的卵子，其理想的年龄上限为 42 岁。所有想做辅助生殖技术的女性，不管她们是多大年龄，都应该满足以下 3 个条件。

■ 没有提前绝经。

■ 至少有一个卵巢是有用的。

■ 有正常的子宫。

一般说来，患者和医生在讨论辅助生殖技术是否适合自己时，还应该考虑其他的医学问题。

■ 试图用常规的治疗方法怀孕有多长时间了？

■ 与辅助生殖技术相比，用更为常规的方法治疗成功机会有多大？

我们后面还会讲到在患者和医生决定做辅助生殖技术之前还要考虑哪些其他因素。在下一章里，我们将教患者一些关于如何选择辅助生殖技术的方法，但是在这之前有必要知道辅助生殖技术的过程。我们将让患者了解由体外受精技术发展而来的方法与新近发展起来的精子和卵子显微操作技术的细微区别。

有些辅助生殖技术最适合于治疗某些特殊的女性不孕症或男性不育症。有的辅助生殖技术在夫妻双方都有问题的时候能够很好地发挥作用，但是一种辅助生殖技术方法失败后又尝试另外一种辅助生殖技术方法的情况也是有的。记住，现在需要的辅助生殖技术方法可能并不是以后需要的。了解可选的范围，将使患者能够更好地选择适合自己的辅助生殖技术方法。

涉及的方面

体外受精并不是使用最广泛的辅助生殖技术方法，但是目前依然被广泛应用。体外受精是一种从妻子卵巢中获取卵子然后在一个培养皿中（不是试管中）与丈夫或捐献者的精子混合的技术。如果卵子受精并发育成了胚胎，就可以移植到子宫中，如果一切正常，胚胎将会着床，女性也就会怀孕并且有一个健康的孩子。

在所有的辅助生殖技术中，包括体外受精、配子输卵管内移植、合子输

省钱方案

在实施辅助生殖技术之前，你也可以考虑一些更为便宜的激素治疗和手术治疗。它们可能侵犯性更小，耗时也比较短。

卵管内移植，以及试管胚胎移植，都有几个相同的关键步骤。而新的显微操作技术其实都是这些方法的附属方法，所以所有这些治疗方法的大体步骤都是一样的。

1. 诱导排卵。

2. 获取卵子。

3. 受精。

4. 胚胎移植。

5. 着床。

诱导排卵是用来刺激卵巢在一个月经周期里产生几个成熟的卵子的方法。

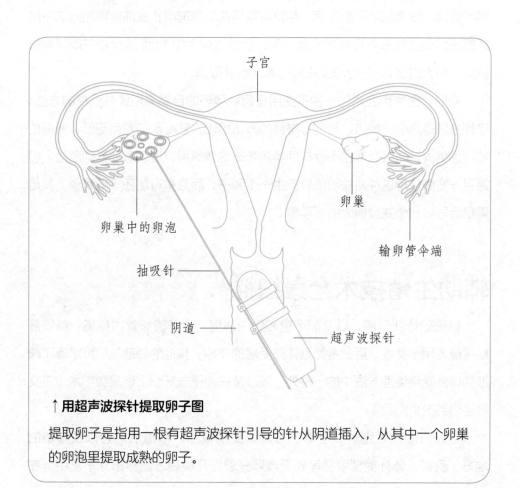

↑用超声波探针提取卵子图

提取卵子是指用一根有超声波探针引导的针从阴道插入，从其中一个卵巢的卵泡里提取成熟的卵子。

如果有几个卵子用来受精并移植到女性子宫中，则其怀孕的概率将会更大。

我们在第七章中也看到，影响诱导排卵的一个重要因素就是时间。要经常回到实验室做血液检查和超声波检查，以检查卵泡什么时候成熟并且观察是否有卵巢过度刺激综合征。

然后医生会给患者注射其他的激素，诱导卵泡成熟，并且吸取卵子。如果一切都按计划进行，卵子在它们刚要被排出之前就被吸了出来，然后受精，胚胎将着床于子宫。医生也可能开一些孕酮以使子宫对胚胎着床的接受性更强。我们已经提到过好几次了，诱导排卵成功与激素的调节平衡是等价的，这就是不是所有的诱导排卵都能取到卵子的原因。就算取到了卵子，它们也有可能不受精，或者胚胎不能存活。尽管可以用在取卵前阻止提前排卵和卵泡不经意损失的促性腺激素释放激素激动剂，但还是有大约 15% 的疗程在取卵前被取消，而大约 23% 的疗程又在胚胎着床前被取消。

有时，医生也会用到一种不使用任何助孕药的自然周期体外受精的方法。这种方法有几个优缺点。与诱导排卵的方法相比，它所需的费用更低，所需的监测也更少，而且当然也不存在助孕药带来的像卵巢过度刺激那样的危险。但是另一方面，用这种方法可能只产生一个卵子，而且有可能还不能受精。其结果是会导致一个变数很大的怀孕率。

辅助生殖技术全景扫描

传统的体外受精，以及配子输卵管内移植、合子输卵管内移植、试管胚胎移植可用于女性，后三者都是体外受精的变种。其他的辅助生殖技术除了牵涉到体外受精类型方法中的一种外，还涉及在卵子或胚胎上做显微手术（下文就会讲到这个问题）。

这些方法的区别就在于取卵方法、受精地点、移植的内容以及移植的地方。例如，体外受精中要等到受精卵分裂好几次后才能移植到子宫中；在配子输卵管内移植中，是把卵子和精子放在输卵管中让它们完成受精过程。体外受精要经阴道取卵和移植，而配子输卵管内移植则用腹腔镜技术取卵和移植。

这些区别可以使医生为患者选择最适合她的那一种方法。患者和医生在选择一种体外受精方法时需要考虑的一些因素有：输卵管的状况，是否能够保证精子受精，以及是否有轻微的或者严重的子宫内膜异位。比如，如果输卵管堵塞了，就不适合做配子输卵管内移植；如果精子质量很差，也不适合做配子输卵管内移植。但是如果患有轻微的子宫内膜异位或其他原因不明的不育症，那么做配子输卵管内移植则是一个很好的选择。现在，体外受精基本上是主要的方法，因为体外受精不需要做腹腔镜手术，而且它的成功率与配子输卵管内移植、合子输卵管内移植或者试管胚胎移植持平或比它们更高。

既然你已经知道了体外受精方法的关键步骤以及它们大体上的区别后，现在该逐一了解它们的详细情况了。

● 体外受精

在体外受精中，女性先使用助孕药，以产生几个卵子，然后用经阴道超声取卵法或腹腔镜取卵法获取卵子。

经阴道超声取卵法，通常是在局部麻醉或者轻微镇定的状态下，通过阴道插入一根超声波探针，超声波探针用高频声波识别成熟的卵泡。如果找到了这样的成熟卵泡，就用一根特制的细针通过阴道引导到卵巢里来抽取卵泡中的内容物。而腹腔镜取卵法则是在患者全身麻醉的状态下，通过在肚脐处或其下方开的一个小切口插入一个细小的远视装置，如果看到了成熟的卵泡，通过腹壁插入一根针把卵子取出。

　　不管采用何种取卵方法，取到的每一个卵子都要与男性的精子混合，男性的精子是经过精子清洗这一过程从精液中分离出来的。卵子与精子的混合是在一个装有特殊培养基的培养皿中进行的，然后将卵子和精子的混合物放在一个与女性体温有同样温度的孵卵器中。如果卵子成功受精而且培养的胚胎开始分化，那么就可以安排胚胎移植，通常是 3 ~ 5 天后等胚胎分裂成 8 个细胞或者更多时移植。

　　胚胎移植可以在无麻醉的状态下（有时也给予轻微的镇静）进行。把胚胎和一些培养基装进一个特制的导管中，然后通过宫颈把导管插进子宫。导管中的物质慢慢沉积，希望有一个胚胎能够自己成功地着床在子宫壁上。

　　为了提高成功的机会，一次往往要移植几个胚胎，最常见的是两个，有时移植 3 个或者更多。剩余的胚胎可以冷冻保存起来，如果第 1 次移植不成功，冷冻的胚胎还可以继续在另外一个月经周期用。患者和医生事先就应该达成协议决定到底移植几个胚胎，而且要签一个知情同意书。由于想尽量增加在某个周期里成功怀孕的机会，有些夫妻选择移植更多的胚胎。这样也同时增加了怀多胞胎的危险，而很多夫妻还以为他们肯定能生好几个孩子。如果说双胞胎的危险性尚且可以接受的话，三胞胎就不行了。怀多胞胎和生多胞胎都有很严重的弊端，我们将在第十章中详细讨论。

● 配子输卵管内移植

　　在配子输卵管内移植中，卵子的获取也可以采取体外受精中经阴道抽取或腹腔镜抽取的方法，然后把取得的卵子与精子混合。然而在配子输卵管内移植中，卵子和精子是直接放到其中的一侧或双侧输卵管中，而不是放在装有培养基的培养皿中。这一过程通常是通过腹腔镜技术进行的，以使卵子和精子在输卵管混合的过程中能够完成受精过程。有时医生会等上几分钟，让精子接近了卵子的外壳后再把混合物移植到输卵管中。

　　有些夫妻觉得配子输卵管内移植更为自然，是一种在情感上更易于被人接受的妊娠方法，因为毕竟受精过程是在女性的体内完成的。以前，对于一些夫妻来说配子输卵管内移植是一种比体外受精更为有效的方法。但是随着这些年体外受精后受孕率稳步增长（在大部分项目中，体外受精的结果与配子输卵管内移植持平或者更好），配子输卵管内移植应用得越来越少了。另外一个因素是配子输卵管内移植以及合子输卵管内移植都需要腹腔镜，而体外受精通常是不用腹腔镜的。

　　现在配子输卵管内移植仅仅是输卵管正常女性的一个选择罢了。患有轻微子宫内膜异位的女性也适合做配子输卵管内移植。这是因为用配子输卵管内移植，除非怀孕了，否则是无法知道是否受精的。所以除非能够确定精子能够使卵子受精，否则不会用配子输卵管内移植。

● 合子输卵管内移植

　　合子输卵管内移植有时又叫作原核期移植（PROST），为了更好地理解，也可以把它看成是体外受精—配子输卵管内移植的结合体。现在，已经很少用了。就像体外受精一样，卵子是经阴道抽取的，然后在实验室和精子混合，如果受精成功就会产生合子（指没有分化的受精卵）。然后在 24 小时之内通过

金点子　　如果你以前患过异位妊娠，最好选择体外受精而不要选择配子输卵管内移植、合子输卵管内移植或者试管胚胎移植。因为体外受精不涉及输卵管，而其他的这些方法会增加你又一次异位妊娠的风险。

腹腔镜把合子移植到输卵管中，就像配子输卵管内移植中那样。我们之前在讲配子输卵管内移植时也提到，体外受精的成功免去了对合子输卵管内移植的需要，也免去了做腹腔镜手术的需要。

如果女性的卵子质量无法保障的话，建议做合子输卵管内移植而不做配子输卵管内移植，因为做合子输卵管内移植，能够监测是否受精。如果配子输卵管内移植失败了，下次可以尝试做合子输卵管内移植。

● 试管胚胎移植

试管胚胎移植是另外一种体外受精—配子输卵管内移植相结合的技术，和合子输卵管内移植一样现在也不常用了。像体外受精一样，移植的是分裂后的受精卵（4～8个细胞的状态）。然后，像配子输卵管内移植一样，把胚胎移植到输卵管中。

● 卵子胞质内精子注射术（ICSI）

在辅助生殖技术出现以前，对于精子数量过少的男性而言选择不多，一般就是人工授精、收养或者无儿无女度过一生。然而，最近几十年，显微操作技术和精子抽取技术（见第八章）使得少精或无法提供精液样本的男性孕育孩子的梦想成为事实。不像前面那些把重点放在提高精子数量和质量的男性不孕症疗法，显微操作术是把精力集中在单个的精子上。事实上，只要有那么一个质量好的、有生存力的精子，就可以完成受精过程了，这与自然状态下受精一样。

在卵子胞质内精子注射中，女性要经历诱导排卵和取卵的过程。男性提供一个精液样本，从这个样本中取一个精子，把它放在显微针中，然后直接注射到单个卵子中。这个过程要反复进行，直到所有的成熟卵子都被注射过或者有用的精子都用完。如果卵子成功受精，生成的胚胎就可以像体外受精中那样，被移植到女性的子宫中。

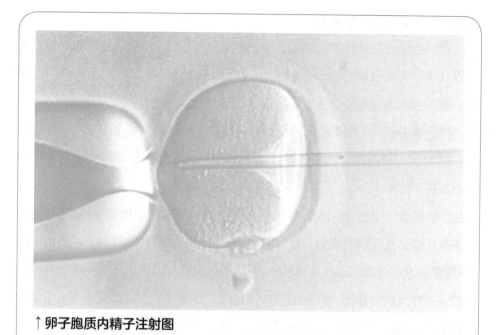

↑卵子胞质内精子注射图

这是一种直接将精子注射到卵子中以方便受精的方法。

卵子胞质内精子注射用于帮助那些天生没有输精管、没有从睾丸运输精子的管道的男性，以及那些输精管梗阻无法修复或者精子数量过少的男性。这种方法大大地减少了运用捐献者精子进行治疗性授精或人工授精的概率。

虽然卵子胞质内精子注射在 20 世纪 90 年代初才被首次使用，但是现在它是最成功的显微操作方法之一，而且被大部分的体外受精中心所使用。卵子胞质内精子注射的成功率可以与没有严重的男性不孕不育问题的标准体外受精的成功率相媲美。这是一个非常了不起的成就，如果没有卵子胞质内精子注射，对于患有严重不育症的男性来说，体外受精的成功率会非常低。

● 胚胎植入前遗传学检测（PGD）

胚胎植入前遗传学检测是一种最近才发展起来的技术，用于在移植前检查早期胚胎是否患有各种遗传性和染色体疾病。这样，很多影响婴儿的严重疾病就能在妊娠前被完全避免。

在胚胎植入前遗传学检测中，女性要做体外受精，然后等受精卵形成后再培养几天。大概在第3天，受精卵分裂成5～8个细胞，然后用一种不会伤害胚胎的技术做活检。胚胎切片检查需要在胚胎的外壳——透明带上钻一个孔，然后从中取一个细胞进行分析检查，检查的结果通常第2天就可以知道。

胚胎植入前遗传学检测还可以通过下列方法增加不孕不育夫妻们最终拥有健康孩子的概率。

■ 在怀孕前查出染色体和遗传疾病。在胚胎植入前遗传学检测技术出现以前，如果存在遗传性疾病的风险，女性就需要在妊娠期的前几个月做产前遗传诊断（羊膜穿刺术或者绒毛取样）。如果诊断结果显示胎儿遗传了某些疾病或携带有某些毁灭性疾病的基因，唯一的选择就是做人工流产，否则就会生下一个患有严重的先天性疾病的婴儿。有些疾病，如泰－萨氏病，会让婴儿死时很痛苦。然而，有了胚胎植入前遗传学检测，在胚胎移植和怀孕之前就可以知道检查结果。研究者们希望胚胎植入前遗传学检测能够用来监测各种遗传性疾病，如血友病、囊性纤维化病以及泰－萨氏病。

■ 筛选高质量的胚胎。医生们认为胚胎不着床的其中一个原因，就是它们含有一种异常的染色体叫作非整倍性染色体或者额外染色体。其实，有些研究表明，那些医生所谓的"体外受精困难的父母"的胚胎中大约有一半存在这种基因缺陷。胚胎植入前遗传学检测可以在胚胎移植前检测出这种异常染色体。这样就可以让不孕不育夫妻们避免反复进行那些失败的疗程，因为存在这种染色体缺陷的胚胎能够被检查出来，从而不进行移植，只有那些没有检查到缺陷的

金点子　　如果你做过胚胎植入前遗传学检测而且也怀孕了，你的年龄又超过了35岁——你还是应该考虑再做一个羊膜穿刺术或者绒毛取样。胚胎植入前遗传学检测并不能保证胎儿完全没有任何遗传性或染色体疾病。

胚胎才会被移植。

　　研究表明，胚胎植入前遗传学检测在检查某些遗传性疾病和染色体缺陷方面是非常成功的，后续的研究还证明了胚胎植入前遗传学检测也是一种安全的方法。

● 辅助孵化术

　　辅助孵化术是一种显微操作术，要在一个发育 3 天的胚胎外壳（透明带）上钻一个小孔，就像胚胎植入前遗传学检测一样。这个过程可以使得胚胎更容易孵化并在子宫内壁上着床。通常当胚胎发育五六天的时候，就会从透明带处孵化出来。但是，年龄大的女性的透明带常常变得更加坚硬，使得胚胎孵化更加困难。

　　辅助孵化术可以用于提高体外受精中胚胎的着床率，而且对于年龄超过37 岁的女性来说，也可使用这种方法。辅助孵化术的使用范围越来越广泛，而且在很多项目中它都被用于所有的体外受精。辅助孵化术也用于细胞分裂慢以及胚胎外壳厚的情况。这两种情况在冷冻胚胎中比较常见。

前景光明的新技术

　　尽管已经有成千上万的婴儿因辅助生殖技术而诞生，但是由于这项技术的缺陷以及夫妻问题的严重性，成功率依然只是徘徊在 20% ~ 50%。更多研究者们正在探究为什么有些做辅助生殖技术的夫妻仍从来都没产生过一个受精卵、没有一个胚胎着床或者从来都不能拥有一次完整的妊娠过程。在这个过程中，研究者们也在改进旧的技术，发明新的技术。

● 未成熟卵子的培养

　　研究者们正在研究在实验室（体外）培养未成熟卵子，以取代在体内成熟的技术。与其依靠助孕药来增加可获取的成熟卵子的数量，还不如收集未成熟卵子并在特殊的培养基中培养成熟。其实，药物可以直接用在女性的这些卵子上而不用在她们身上。

卵子的体外培养成熟可以帮助那些患有多囊卵巢综合征的女性，因为助孕药会使她们产生大量的大卵泡从而导致卵巢过度刺激综合征。这种技术也可用于那些因为卵巢过度刺激综合征而不得不放弃诱导排卵周期的女性。体外培养未成熟卵子的技术对于那些使用助孕药效果不佳或者产生严重副作用的，以及那些由于费用或其他问题而不想使用助孕药的女性也是很有帮助的。因为未成熟卵子的体外培养成熟过程中只需使用少量或者不使用助孕药，需要的监测也更少，这将比标准的体外受精便宜得多。

● 荧光原位杂交

荧光原位杂交（FISH）是一种正在研究的胚胎植入前遗传学检测特殊技术，荧光原位杂交要用到附有特殊荧光标记的合成 DNA 片段。明亮的颜色能够标记出异常染色体，如额外染色体或者其他的遗传缺陷。大量的遗传性疾病包括泰－萨氏病、Duchenne 型肌营养不良症和囊性纤维化病都可用这种荧光原位杂交分析方法检查。

● 胚胎的胚泡培养

研究者们正在试着模仿自然的时间安排。在自然生殖中，卵子受精后大约 5 天胚胎才会着床。那个时候它们正处在胚泡期或者比 8 个细胞期更高级的状态。而在体外受精中，胚胎往往在受精后约 3 天，即在它们的 5 个细胞或 8 个细胞期就移植。研究者们正在探究胚胎在移植到子宫之前多培养几天是否就能提高着床率。胚胎的培养时间长一点，也可以为医生提供更多时间观察胚胎是否发育正常，然后可以只移植那些明显正常的胚胎。这样即使移植更少的胚胎，也能成功地怀孕，同时也降低了生多胞胎的风险。

冷冻保存技术的现在和未来

　　冷冻保存是一种在非常低的温度下把细胞、组织或者器官冷冻起来并让它们保持存活状态的技术。细胞含有水分，一般冷冻的时候水会膨胀并形成冰晶，冰晶能够永久性地毁坏细胞的分子结构。而冷冻保存则是用一种叫作抗冻剂的特殊液体（就像汽车的抗冻剂一样）来阻止水分的膨胀和冰晶的形成。这种冷冻保存技术能够很好地保存某些组织，如精子和胚胎，但是不幸的是不能保存其他组织，如卵子。

● 冷冻卵子

　　冷冻的卵子要想成功地解冻并最终受精是非常困难的，至少到目前为止还很困难。研究者们正在用慢速和快速的冷冻方法和快速的解冻方法分别试验。他们也正在开发可以防止危害细胞的冰晶生成的新型冷冻剂。到目前为止，研究者们用老鼠的卵子和胚胎做的试验相当成功，但是用人类的卵子和胚胎就没那么成功。科学家们希望，正在研究的新冷冻和解冻方法将来能够提高冷冻卵子和冷冻胚胎的妊娠率。

　　那些由于要接受癌症治疗、放射疗法或者其他的药物治疗而又可能会失去卵巢功能的女性，可以提前冷冻她们的卵子（见第一章）。冷冻卵巢组织的可能性（以上这类女性的另外一个选择）也正在研究之中。有些女性由于种种原因需要推迟生产，可以在她们还比较年轻的时候把卵子冷冻起来，当她们变老了不再排卵了，她们就可以用自己的卵子。那些由于宗教、道德或其他的背景原因而不允许使用冷冻胚胎的女性，以及那些没有丈夫也没有捐献者的女性，可以把她们的卵子冷冻起来，在将来的时候用来受精。

● 冷冻胚胎

　　在过去的 20 年里，胚胎已经成功地被冷冻、解冻并且移植。做体外受精的女性往往有多余的胚胎可以冷冻起来以备后用。她们到时候可以用自己冷冻的胚胎而不用再提取卵子。所以,她们可以免除用助孕药诱导排卵和取卵的不便、危险以及昂贵的医药费。但是,她们需要做体外受精周期的后半周期(包括使用激素以使子宫对胚胎的接受性更强),然后再做胚胎移植,就像标准体外受精里所做的那样。

不幸的是,用冷冻胚胎的成功率远远低于新鲜卵子的成功率。2002 年所作的一份调查显示,新鲜胚胎移植的活产率是 35%,而用冷冻胚胎移植的活产率是 25%。但是,对于很多不孕不育夫妻来说,冷冻胚胎是一项重要的选择,25% 的成功率比起 5 年前提高了许多。

是否把多余胚胎冷冻起来,最终取决于每一对夫妻。如果你的确有冷冻胚胎,就必须保证目前不需要它们,想把它们保存起来。可有 3 种选择。

1. 把它们捐献给其他的不育夫妻。

2. 丢弃它们。

3. 也可以把它们捐献给干细胞研究机构或其他的研究机构。

只有不育夫妻自己才能决定是否冷冻保存他们的胚胎,也只有他们才有权利决定胚胎以后用来干什么。

有些夫妻反对把他们的胚胎捐献给别的不育夫妻,因为无法接受这样一种事实——另外一对夫妻生产并抚育着在遗传意义上是属于他们的孩子。而且,如果那对夫妻还有别的孩子,那么他们的孩子就完全成了其他那些孩子的兄弟姐妹。这就像把自己的孩子抛弃了,而被别人收养了一样。

胚胎干细胞研究

如果要做体外受精,关于捐赠胚胎给干细胞研究所这个问题还是值得探讨一下，因为以后可能要面临这样的决定。大概有 50% 的不育夫妻都愿意让他们没有用过的胚胎能做一点好事。况且，他们也相信通过干细胞的研究来拯救生命是非常有意义的。

的确，胚胎干细胞研究承载着治疗许多严重的或使人逐渐虚弱的疾病的厚望，如阿尔茨海默病、帕金森氏综合征、糖尿病，甚至是癌症。不幸的是，关于胚胎干细胞的研究还笼罩在争议和混乱之中。了解干细胞是什么，它们有什么作用，能够帮助你搞清楚这些问题。

● 什么是干细胞

干细胞是一些未分裂的细胞，经培养能够不确定地分裂成特殊的细胞。简单地说它们就是创造人体替代器官的启动器。成体干细胞来源于脐带、骨髓、皮肤、肌肉、脂肪，甚至是睾丸，就是说，它们只能分裂成与来源物相同的组织或器官。例如，来源于骨髓的干细胞只能用于替代骨髓细胞。

胚胎干细胞能够被刺激分化成任何类型的身体细胞，能够替代患者的任何受损细胞。它们能够不断地自我更新，潜在地成为某些重大疾病，如帕金森氏综合征、阿尔茨海默病、脊髓损伤、中风、烧伤、心脏病、癌症、糖尿病、骨性关节炎、类风湿性关节炎以及先天缺陷等不断更新的修复系统。大部分胚胎干细胞都来自保存了 3 ~ 5 天的胚泡，而这些胚泡是由做体外受精的不育夫妻捐献的。它们也可以通过克隆获得，这个接下来就会讲到。

● 干细胞与不孕不育症治疗

那些为干细胞研究捐献胚胎的不孕不育夫妻们可能不仅仅希望帮助那些病重或残疾的人们，而且也希望能够帮助其他不育夫妻。胚胎干细胞可能在未来的 10 年中为不育夫妻们创造卵子和精子。例如，胚胎干细胞能够帮助那些由于先天性疾病或癌症以及其他疾病而完全没有精子或卵子的人。通过接受胚胎干细胞，他们能够发挥潜能，产生精子或卵子并且拥有属于自己的孩子。胚

金点子

由于胚胎的保存时间是各个治疗机构自己决定的，所以要提前问清楚这个机构将保存胚胎多长时间。如果你现在是二十几岁或者三十几岁，你可能要找一个可以保存胚胎至少 10 年的医疗机构。

胎干细胞也能帮助那些过早闭经不再产生卵子的女性。

科学家们成功地将冷冻的精子干细胞植入不孕老鼠中，后来老鼠果然孕育了后代。成体干细胞也能潜在地帮助男性。冷冻精子不总是男性不育者的选择，因为有时，他们的精子质量太差，不能承受冷冻和解冻的过程。比如，精子质量很差的男性要接受癌症治疗了，他可以在治疗之前从睾丸中抽取一些精原细胞，等治疗结束后再把它们植回去，这样他就又可以产生健康的精子了。这项技术对于那些还没开始生成精子，但必须接受化学治疗或其他可能导致以后不育疗法的年轻男性也是有所帮助的。同样，来源于卵巢的成体干细胞也可以由女性不育者生成并使用。这一研究还在试验阶段，目前还没有应用于临床。

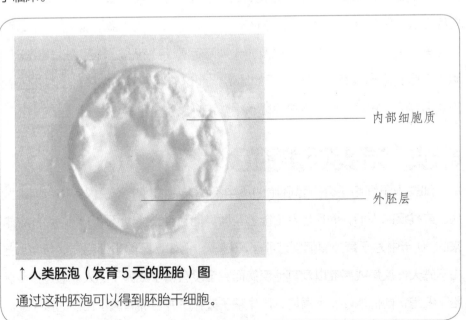

内部细胞质

外胚层

↑人类胚泡（发育 5 天的胚胎）图

通过这种胚泡可以得到胚胎干细胞。

● 干细胞受争议的原因

既然说干细胞能够帮助成千上万病重或垂死的人们，尤其是不育夫妻，那为什么还有这么多争议呢？实际上，争议是围绕着胚胎干细胞而不是成体干细胞。有些宗教组织或其他的团体，以及一些政界领导强烈地反对这一做法，因为他们认为用人类的胚胎做实验是在摧毁人类。

然而，绝大多数美国民众还是赞成利用胚胎干细胞做科学研究。有些支持者们指出胚泡也没有任何的人体器官。甚至有些反堕胎的人士也认为从这些早期的胚胎中提取干细胞没有什么危害。就像反堕胎的美国参议员哈奇在《媒体有约》节目中所说："我无法将子宫中的胎儿与实验室某处放着的冷冻胚胎等同起来。"更为重要的是，支持者们相信这些胚胎（其中的很多可能被毁坏或在储存过程中最终死掉）具有治疗以前的不治之症并救助成千上万生命的潜能。其底线是，这些剩余的胚胎将用来做什么最终都决定于它们的提供者。

● 改进胚胎测试方法

幸运的是，不是所有的胚胎研究都像干细胞和克隆一样受情感上和政治上的控制。除了胚胎移植前遗传学诊断，科学家们正在研究其他的方法来测试植入前的胚胎。这样有利于医生们鉴别胚胎并以最大的怀孕成功率移植一个或多个胚胎。

这些研究中所发现的关于胚胎的知识也可能帮助成千上万自然流产的夫妻。据估计，大概有 60% 的自然流产是由胚胎中的染色体异常引起的。

好的胚胎测试方法也有其他好处。例如，如果更多的夫妻第 1 次做体外受精就成功，需要生产以及冷冻的胚胎就会减少。冷冻质量更好的胚胎可能意味着冷冻胚胎的移植也会更加成功。也许，最为重要的是，更好的胚胎测试方法将意味着只需移植一个胚胎妊娠的机会也会更大。这将大大地降低多胞胎的概率，而多胞胎是辅助生殖技术最令人烦恼的一个方面。美国生殖医学会建议，在正常情况下，年轻女性一次最多只能移植两个质量好的胚胎。由于多胞胎会给母亲、孩子和社会都带来临床上和经济上的负担，所以有些国家也有相似甚至更为苛刻的指导和规定。关于这个重大问题，将在下一章中详细讨论。

　　还有许多与辅助生殖技术相关的严肃问题，需要夫妻双方在了解大量相关信息的基础上做出重要的决定。首先，也是最重要的是决定是否接受辅助生殖技术的治疗。如果是，那么该如何找到一家好的医疗机构。关于这些问题和其他的关键问题将在下一章中讨论。

本章小结

■ 在过去的 25 年里，体外受精和其他辅助生殖技术如配子输卵管内移植和合子输卵管内移植等，已经帮助成千上万的不孕不育夫妻最终拥有了属于他们自己的孩子。

■ 冷冻保存技术的进步使得利用冷冻卵子和冷冻胚胎的妊娠率大大提高。

■ 显微操作技术与辅助生殖技术联合运用，可以帮助很多不孕不育夫妻拥有他们自己的孩子。

■ 新的辅助生殖技术，如辅助孵化技术和卵子胞质内精子注射术获得了可喜的成果。

■ 干细胞可以从胚胎和成熟人体组织中提取。胚胎干细胞在治疗残疾和致命疾病方面，比成体干细胞更有用。

■ 人类克隆有两种类型：生殖性克隆——只是科幻中的克隆，尽管有很多毫无根据的断言，但是从来都没有真正做过；治疗性克隆，是为了获取干细胞的胚胎克隆。

第十章
辅助生殖技术要考虑的因素

· 内容提要 ·

情绪、医疗及其他方面的考虑 · 如何选择
辅助生殖技术医疗机构 · 评估某机构的成功率 ·
年龄、种族和其他影响成功的因素

既然已经知道什么是辅助生殖技术，那么在具体寻找做辅助生殖技术的医疗机构之前还有一些因素要考虑清楚。决定去做辅助生殖技术本身就是一项重大的事，更不必说它的高昂费用了。决定是否接受一种失败率大于成功率而费用又高的治疗是一件非常困难的事情。但是如果这种治疗方法是得到孩子的唯一机会，那就必须认真考虑将在这些治疗上付出的心理上、生理上以及经济上的代价。辅助生殖技术是没有任何保证的。没有人能够保证能取到有用的卵子并成功受精，没有人能够保证受精卵能够很好地分裂，也没有人能够保证胚胎能够着床并最终成功怀孕。但是，在过去的 20 年里辅助生殖技术的成功率已经大大地提高了，现在它跟正常夫妻在特定的某个月的平均妊娠率持平甚至更高。

在我们考虑成功率并选择医疗机构之前，了解辅助生殖技术对女性、夫妻双方和后代的危害，以及其他一些必须说明的重要问题是很重要的。幸运的是，事实证明辅助生殖技术还是相当安全的。但是，像所有的治疗一样，辅助生殖技术也存在一些风险，尽管很小，也要多加注意。除了医疗方面的问题，

注意！ 典型的辅助生殖技术平均周期是 2 周，但是时间最长的可以拖到 6 周。

还有其他的一些问题值得考虑，包括心理方面、人际关系方面、经济方面以及道德方面的问题。

医疗方面的考虑

辅助生殖技术的医疗危害性通常是伴随着辅助生殖技术疗程中的药物治疗和取卵过程而来的，通常是短期的。我们还应该考虑的长期危害包括多胞胎、先天缺陷、染色体异常和癌症。

● 药物疗法

药物疗法的主要危害就是卵巢过度刺激综合征。我们在第七章中提到过，经历过诱导排卵的女性中有 10% 患上了轻微的卵巢过度刺激综合征，但是有时需要住院的那种更为严重的卵巢过度刺激综合征的发生率还不到 1%。值得庆幸的是，轻微的卵巢过度刺激综合征通常出现在妊娠概率略有提高的同时。而即使是那种发生概率在 1% 以下的最为严重的卵巢过度刺激综合征，通常也不必住院治疗（更多关于药物疗法的副作用和危害性的信息请参见第七章）。药物疗法不常见的副作用包括：注射部位有淤血、局部发汗、发红、疼痛，只有在极少数情况下会死亡。

● 取卵过程

与任何侵犯性的治疗过程一样，取卵过程中也存在局部或全身的麻醉带来的副作用和危害性。这种副作用程度不一，从持续腹泻和头昏眼花到过敏性休克都有。极少数情况还会引起死亡。像其他的侵犯性过程一样，取卵过程中也存在感染、严重流血或者组织器官损伤等危险。做辅助生殖技术通常需要签知情同意书。

● 多胞胎

多胞胎是一件既让人开心又令人烦恼的事情。对于大部分夫妻来说，在不孕不育好几年后，突然一次就有两个或更多的孩子，肯定是值得庆祝的事情。但是多胎妊娠也可能给母亲和孩子都带来严重的影响。

多胎妊娠女性的流产率以及患子痫前症（妊娠高血压）、妊娠期糖尿病和胎盘异常等妊娠并发症的概率都会增高。多胎妊娠的早产率也高于正常妊娠，所以在产期到来之前的几个星期有时甚至是几个月孕妇都得卧床休息或住院观察。双胞胎的早产率超过 50%，而三胞胎或者四胞胎的早产率则达到 90%~100%。双胞胎通常需要剖腹产，而三胞胎或是四胞胎则实际上必须剖腹产。不幸的是，这些多胞胎儿的母亲有时也不得不忍痛割爱，做减胎手术以提高其他胎儿的成活率并维持他们的健康。

多胞胎婴儿，特别是三胞胎或更多，出现种种问题的概率也更大，包括早产、体重不足甚至是新生儿死亡。的确，新生儿在 1 个月内死亡的概率，双胞胎是单胞胎的 7 倍，而三胞胎则达到单胞胎的 20 倍。早产使得婴儿患呼吸窘迫综合征、脑瘫、失明以及终身残疾等严重病症的危险增加。

另外，多胞胎也大大增加了不育夫妻的治疗费用。1996 年发表在《妇产科》期刊上一篇调查报告估计，通过体外受精的方法得到孩子，其双胞胎和单胞胎的费用相当，都是 39 000 美元。然而，三胞胎或者四胞胎的费用却令人惊骇，达到 340 000 美元。这些费用，包括体外受精费、孕妇住院费以及产后特别护理费，这在今天可能还会高得多。

抚养多胞胎的费用也一样是很高的，如果存在终身残疾问题时尤其如此。就算是抚养健康的多胞胎也需要更多的耐心、精力和金钱。

不孕不育症治疗后金钱的耗费加上多胞胎抚养费用的压力往往会严重地

破坏夫妻间原本良好的感情。幸运的是，现在有降低多胞胎概率的方法。这些方法包括女性诱导排卵期间仔细的血液和超声波检查（见第七章），限制胚胎移植的个数，这个将在本章接下来的内容中介绍。

● 先天缺陷及其他问题

人们已经开始关注到，通过体外受精和其他的辅助生殖技术如卵子胞质内精子注射术孕育的孩子往往有先天缺陷。最近的一项研究表明，通过辅助生殖技术出生的孩子与自然出生的孩子相比，体重不足的概率更大。另外一项研究则表明体外受精婴儿跟普通婴儿相比，其先天缺陷的概率只是稍有增加。但是，这个研究并没有证明辅助生殖技术是造成这些问题的根本。

研究者认为其他一些没有检查的因素可能是造成这一现象的原因。2005年6月在欧洲人类生殖及胚胎学会报告的一份比利时的研究——发现151名通过体外受精和卵子胞质内精子注射术出生的孩子在8岁时的智商比对照组的非体外受精同龄孩子的智商要高。但是，研究者们把这种高智商归功于心理学上而不是生物学上的因素；他们猜测那些做过体外受精的母亲得到了孩子是很激动的，并且会尽全力培养孩子。结果，他们的孩子比那些对照组母亲的孩子被培养得更聪明。

● 癌症

任何药物都要谨慎使用，助孕药也不例外。由于辅助生殖技术通常需要女性使用大剂量的助孕药和其他的激素药物，所以人们也开始注意到经历过辅助生殖技术的女性后来患上癌症的概率要大。但是，绝大多数研究又没有发现助孕药与癌症之间存在必然联系。另一方面，有些研究表明此类人患卵巢癌、子宫癌和乳腺癌的概率稍有增加，但是这些研究中的数据不一定具有统计学意义。有可能是那些使用助孕药并且后来患了癌症的不育女性不论在怎样的情况下都会患癌症，就是说不论原来引起她们不育的原因是什么，都存在使她们患上癌症的危险。

然而，哪怕辅助生殖技术与癌症之间只存在一点点的因果可能性，也必须在决定是否做辅助生殖技术之前把这些考虑进去；如果还是要做，希望做多少个疗程呢？如果存在可能的联系，那么需强调明智使用助孕药的必要性了。如果没有仔细考虑也没有跟医生商量，每一次使用助孕药的时间不要超过几个月，更不能超过半年到1年。

心理方面的考虑

接受辅助生殖技术治疗对于很多夫妻来说都是一次情感上的过山车。他们必须面对这些疗法的成败，而实际上这也是他们拥有自己生物学意义上孩子的最后一招了。他们在疗程中的几乎每一个阶段都要苦苦地等待：等着看卵泡是否生成，等着看是否能取到卵子，等着看卵子是否受精，等着看胚胎是否发育良好，等着看是否有合适的胚胎可以移植，等着看胚胎是否着床，等着看妊娠是否能坚持到最后。难怪大部分接受辅助生殖技术治疗的夫妻都会感到忧虑、害怕，而且更为不幸的是，有很多还感到失望，甚至是崩溃和愤怒。

这些情绪还会因为在任何辅助生殖技术疗法中都起重要作用的助孕药所带来的副作用而严重恶化。这些药会让你的情绪陷入混乱。而且很多夫妻还要承受经济上的巨大压力，因为这种技术经济上的费用是相当高的，可能超出很多夫妻的经济承受能力。

其他方面的考虑

夫妻们还必须应对在治疗过程中必定会出现的医疗方面、经济方面、哲学方面以及道德方面的问题。其中有些问题可能在诊断检查的过程中就遇到了，但是如果接下来决定尝试辅助生殖技术，这些就是很实际的问题了。

在寻找具体的辅助生殖技术医疗机构之前，应该考虑以下这些问题。

- 是否试完了所有侵犯性小、费用更低的传统疗法？
- 使用这些传统疗法的妊娠率有多大？
- 是否有时间等待其他的疗法发挥作用？
- 是否能够从工作中抽出必要的时间来做辅助生殖技术？
- 是否能够接受在女性体外受孕这种观念？
- 需要移植多少胚胎？
- 将如何处理多余的胚胎？
- 如果最终怀了三胞胎或四胞胎，该怎么办？
- 需要做多少辅助生殖技术疗程？

现在我们可能无法回答或认同所有的这些问题。仔细研究这些问题并与家人讨论，能够更好地为辅助生殖技术做准备。

解读辅助生殖技术成功率

以下是辅助生殖技术的常用专业术语。熟悉这些术语，可以更好地理解每个医疗机构所作的解释。

- 化学（或生物化学）妊娠。其实，化学妊娠是指施行任何类型的体外受精后一种相对常见的血液测试阳性结果，就像任何的非辅助妊娠也会出现这样的结果一样。不幸的是，因为这种阳性结果也会发生在非辅助妊娠中，所以很多化学妊娠并不能最终促进生育。不要被那些高化学妊娠率所欺骗，其实这跟一家医疗机构的好坏没有多少关系。
- 孕囊妊娠。有些医疗机构用超声波检查到孕囊——一种妊娠早期宫腔中胚胎周围充满液体的小囊，并且将此称为妊娠。但是，不是所有的孕囊妊娠都能继续发育并孕育出后代。
- 临床妊娠。临床妊娠是指超声检查确认有孕囊、胚极以及原始胎心搏动的妊娠。这通常发生在妊娠第五、六周。大部分医疗机构都是以每个疗程的临床妊娠率来计算它们的成功率的。这个数字包括使用过助孕药的每一个人,不管是否取到卵子、是否受精以及胚胎是否移植。有些机构也用其他方法计算——以实际移植的胚胎来计算临床妊娠率。这种方式可以反映出一个医疗机构诱导排卵的水平如何。但是临床妊娠毕竟也还是早期妊娠,流产和异位妊娠的情况也是有可能发生的。

■ 周期(移植)妊娠率。这主要指从施行辅助生殖技术治疗开始到最终怀孕的成功率。但是也同样可能无法保证生产出小孩,因为最后可能会流产、夭折或死产。所以,在衡量成功率时,妊娠率不如活产率那么精确。

■ 活产率。唯一一个最重要的数据就是活产率,有时也叫胎儿成功产出并成活的概率,毕竟,任何不孕不育症治疗的最终目的就是孕育一个活婴儿。所以只有活产率能够真正代表一家医疗机构做辅助生殖技术的成功率。活产率反映的是成功产下婴儿的女性的总数,而不是存活的孩子的总数。就算一个女性在该医疗机构成功地产下 3 个婴儿,也只能算一例成功,而不是 3 例。换句话说,一个母亲生 2 个或 3 个孩子也只能算做一次妊娠,更准确地说应该是一次活产。

实际上,用活产率计算成功率的方法有 3 种:周期活产率,取卵活产率和移植活产率。在对几家医疗机构进行比较时,要记住这些。也要知道,每个周期的成功率会比每次胚胎移植的成功率低,关于这一点,在接下来的内容中会加以解释。

·周期活产率。这是指最终能够活产一个或多个婴儿的治疗周期占总治疗周期的百分比(当一个女性开始使用辅助生殖技术中所需的助孕药或开始监测她的卵巢,就意味着一个周期开始了)。这是最重要的成功率,因为它能够告诉我们在某个辅助生殖技术医疗机构能够最终拥有自己的小孩的平均概率。

·取卵活产率。这是指取卵后能够活产的治疗周期占总周期的百分比。这种活产率没有把那些后来被取消的周期考虑进去,所以这种活产率往往比每个

注意! 对于那些每年少于 100 个病例的医疗机构要谨慎，因为他们的医生或胚胎学专家可能不如那些治疗周期量很大的医疗机构的医生那么有经验。但是另一方面，那些有大量患者的医疗机构可能不能给你足够的关心和照顾。所以要仔细衡量一下这两个方面的轻重。

周期的活产率要高。

·移植活产率。这是指胚胎移植后能活产的移植次数占总移植次数的百分比。由于这种活产率没有把取消掉的周期或是受精失败的情况考虑进去，所以往往比前两种的活产率都要高。

■ 周期取消率。这反映的是由于诱导排卵失败或者是该机构接收了周期取消率较高的、比较麻烦的患者，从而导致成功率较低。

尽管体外受精依然还是最常用的辅助生殖技术方法之一，但是像配子输卵管内移植和合子输卵管内移植这样对于很多女性都不适合的方法，却显示出了较体外受精略高的取卵活产率。我们在前面就提到过，对上述现象的一个解释是：能够做配子输卵管内移植或合子输卵管内移植的女性，其生殖系统比较健康（见表 10.1）。

表 10.1 使用自己新鲜卵子的成功率

方法	取卵活产率	使用频率
不用卵子胞质内精子注射的体外受精	34%	46%
用卵子胞质内精子注射的体外受精	32%	53%
配子输卵管内移植（GIFT）	25%	0.2%
合子输卵管内移植（ZIFT）	26%	0.5%

卵子胞质内精子注射术——从 20 世纪 90 年代早期就开始主要用于男性不育症的治疗——在 2002 年开始的体外受精周期中有 53% 用到了此方法。

尽管男性不育症是出了名的难治，但 2002 年的数据却很鼓舞人心；数据表明对于那些使用自己的新鲜卵子的夫妻，用卵子胞质内精子注射术的体外受精跟不用卵子胞质内精子注射术的体外受精相比，它们的取卵活产率几乎相等，前者是 32%，后者是 34%。

影响成功的因素

有一些因素可能会对辅助生殖技术的成功或失败产生影响。以下是几个最重要的因素。

- 卵子质量。
- 精子质量。
- 女性的健康状况。
- 遗传因素。
- 医生、胚胎学专家以及其他工作人员的技巧。

其他一些关键问题还包括所做的周期数和移植的胚胎数。这些决定于几个因素，将在本节后面的内容中讨论。像年龄、种族这样的因素是无法改变的。但是，卵子的年龄可以通过使用捐献的卵子而加以改变（见第十一章和第十二章）。

● 年龄问题

我们又一次要强调：女性妊娠的成功率是随着年龄的增长而下降的，不管她是否存在生育问题。要记住，这里的年龄是按照女性的实际年龄来算的，而不是看她看起来或感觉起来是否年轻。

高龄对女性生育产生不利影响的原因有很多。除了身体状况会随着年龄的增长而下降外，卵巢对激素刺激的抵抗性也随之增强。生成的卵泡越来越少，卵泡促激素水平升高。雌激素和孕激素水平都下降，导致月经不调，并使得子宫对妊娠的接受性减弱。高龄女性的受精卵也不如年轻女性的受精卵发育正常。

现在，越来越多的高龄女性在接受辅助生殖技术治疗。而且她们在治疗的早期就开始尝试辅助生殖技术。如果使用的是女性自己的新鲜卵子，年龄在 35 岁以下女性的周期活产率是 37%，而 41 ~ 42 岁的女性的周期活产率只有 11%。

35 岁以下女性使用她们自己的卵子的成功率最高——周期活产率达到 37%，这也是不足为奇的。这一数字在 35 ~ 37 岁女性中降到 31%，在 38 ~ 40 岁女性中降到 21%，在 41 ~ 42 岁女性中降到 11%，而在 42 岁以上的女性中则降到了 4%。

值得庆幸的是，如果使用的是年轻育龄女性的卵子，那年龄对结果就没有多大影响。高龄女性使用捐献卵子的妊娠率比使用自己卵子的妊娠率要高得多。其实，不论年龄大小，使用新鲜捐献卵子的成功率高得惊人，达到 50%。而如果她们使用捐赠卵子形成的冷冻胚胎，成功率就会降至 29%。

● 种族差异

最近，一项对 75 000 名辅助生殖技术患者进行的调查发现，同样是使用新鲜的卵子（不是冷冻胚胎），居住在美国的非洲女性和亚洲女性的周期活产率要比白种女性和拉丁美洲女性低。很有意思的是，亚洲女性接受辅助生殖技术治疗时的年龄比其他种族的女性年龄要大，但是就算是跟同年龄阶段的白种女性和拉丁美洲女性相比，亚洲女性的成功率也要低 11% 左右。而非洲女性不仅成功率比白种女性和拉丁美洲女性低 21%，而且那些在接受辅助生殖技术疗程后怀孕了的女性的流产率也比其他女性高。

引起这些差异的原因还不是很清楚，而且似乎也与社会经济因素无关。有数据证明，非洲女性子宫肌瘤和输卵管问题引起不孕不育的情况比较多，但是就算考虑到这个因素，她们的成功率也不至于那么低。亚洲女性子宫内膜异位的发病率比其他国家的女性要高，这也可能是导致她们成功率低的一个原因。而且亚洲女性吃新鲜鱼类比较多，这可能也是成功率低的一个原因，因为在一些鱼类中发现汞的含量很高。所以对于非洲女性和亚洲女性来说，在决定做辅助生殖技术之前应考虑到这些因素并与医生讨论是很重要的。

● 胚胎移植的数目

　　一旦选中了某个医疗机构，接下来还有很重要的决定要做，特别是要决定移植几个胚胎。人们可能觉得这是医生的事，其实不完全是这样的。在做决定之前也要好好考虑移植几个胚胎的风险和好处所在。

　　很多辅助生殖技术治疗都依赖助孕药，有数据表明，如果每个周期移植1个以上胚胎，成功率会增加。如果移植1个新鲜的胚胎，活产率为13%；如果移植的是2个胚胎，成功率则会跃至40%；而如果移植的是3个胚胎，成功率则降为38%；如果移植5个或5个以上的胚胎，成功率则持续下降至29%。通常是这样的，如果胚胎质量下降，做体外受精时往往需要移植更多的胚胎来加以弥补。

　　但是，移植这么多胚胎往往会得不偿失。我们以前也提到过，当移植一个以上的胚胎时，多胎妊娠是一个严重的问题。2002年，那些使用自己新鲜卵子的女性经辅助生殖技术后的妊娠中有35人是多胎妊娠（其中32%是双胞胎，4%是三胞胎或多胞胎）。这种条件下多胎妊娠的概率跟普通人群3%的多胎妊娠概率相比高出很多。

　　从1997年开始，每次移植的平均胚胎数目已经下降。结果，三胞胎或多胞胎的妊娠率也从那个时候开始下降，但是双胞胎的概率则持续不变。

　　胚胎移植的数目决定于几个因素，包括女性的年龄、胚胎的质量以及是否能获得冷冻胚胎等。

　　移植的胚胎数目，是患者还有医生要共同做的决定。考虑到多胞胎的真实可能性，患者应该问问自己："如果怀了双胞胎我们会怎样呢？"而且也一定要问问这个令自己左右为难的问题："如果到时候面临着减胎问题，我们该怎么办？"

其他的重要决定

关于移植几个胚胎的决定已超出了怀孕本身所引起的风险。还有一个要做的决定就是如何处理暂时不移植的胚胎。这看起来是一个很简单的决定，但是也有几个关键的因素要考虑。

● 多余的胚胎

多余的胚胎可以冷冻保存起来以备后用，这可以节省大量的时间、费用，也可以免去再做一个完整的辅助生殖技术疗程带来的诸多不便。很多夫妻选择把多余的胚胎捐献给其他的不孕不育夫妻。还有一种我们在前面的章节中也讨论过的最受争议的选择是把多余的胚胎捐献给干细胞研究机构。也有很多最终有了孩子的夫妻宁可把胚胎丢弃也不愿意选择以上任何方案。就像我们以前说的那样，如何处理多余的胚胎最终要由夫妻自己决定。

● 治疗周期数

另外一个可能影响到成功率的决定就是，愿意做多少个辅助生殖技术周期。就像没有采取任何避孕措施的性交后怀孕的概率不会随着月份的增加而增加一样，辅助生殖技术的成功率也不会随着次数的增加而增加。

有一项研究调查了 54 家不育医疗机构，发现做第 2 次、第 3 次辅助生殖技术治疗周期，其成功率较第 1 次没有明显增加。他们还观察了 4 000 多个取卵周期，发现前两次的成功率几乎持平，第 3 次却稍有下降，到了第 4 次，不论是妊娠率还是生产率都开始显著下降。体外受精可能对某些夫妻根本没有作用，不管他们尝试多少次。所以如果体外受精在患者身上能成功，那么

省 钱 方 案

　　一定要问清楚胚胎冷冻、保存以及解冻的费用。大约有 1/3 的冷冻胚胎在解冻后都无法存活，知道这一点是很重要的。

尝试两三次一般就会成功，否则多做几次可能也于事无补。

　　造成体外受精失败的原因有很多，而胚胎着床失败是其主要原因。现在依然在进行的研究一直都在想办法改进辅助生殖技术，并寻求能够提高成功率的方法，这在前面的章节中也谈到过。同时，有些夫妻通过采用第三方生殖的方法，成功率也大大提高。接下来的两章将进一步探讨第三方生殖这一解决方案。

本章小结

■ 如果短期和长期监测都得当，辅助生殖技术对女性来说还是很安全的。

■ 通过辅助生殖技术出生的婴儿的体重可能比其他婴儿稍微轻一些，但是基本上还是健康的。

■ 在选择一家辅助生殖技术治疗机构时，主要要考虑资质、适应性、方便性以及费用问题。

■ 医疗机构在报告成功率时，会用到很多不同定义的妊娠术语，但是最重要的是周期活产率或取卵活产率。

■ 多胎妊娠对母亲和后代都可能带来麻烦，所以如果可能，应该避免。

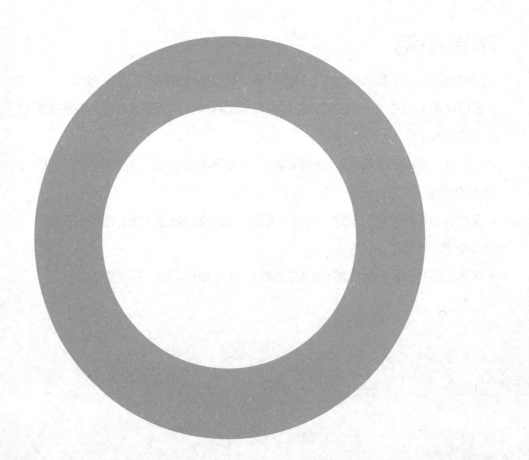

第六部分

释放心理压力，一身轻松更『好』孕

第十一章
如何面对孕育困难的问题

· **内容提要** ·

有规律的性生活·

如何避免和解决冲突·男女对待不育问题的态度差异·

保持交流渠道通畅·维持亲密的关系

不育是一个严重影响夫妻关系的问题。但是如果处理得当，也不一定就是危机。在本章中，我们将讨论一下不育夫妻们所面对的常见问题、解决这些问题的方法，以及如何在不育带来的不利影响中保持更好的夫妻关系。

医生介入夫妻生活的私密领域

当大多数夫妻已开始决定要孩子时，他们脑海里可能会浮现这样的情景——一个小孩不时地在他们之间爬来爬去，特别是在卧室里。但是他们可能从来都没有想到，以前认为会干扰他们夫妻性生活的孩子现在却成了他们苦苦追求的梦想。他们可能也从没想到过医生会介入他们生活中最为私密的领域，告诉他们什么时候该进行性生活，什么时候不该进行性生活，告诉他们进行性生活的频率，有时甚至教他们如何进行性生活。

如何进行性生活，通常情况下这是一个非常私密的问题，现在却成了一种程序化的问题，成为诊断和治疗的一部分，这对不育夫妻来说是悲惨的。在被诊断为不育之前，大部分夫妻都有正常的性生活。但是不育却为这一切画上了句号，至少暂时画上了句号。

当医生要求男性用手淫的方法提供精子样品用来做精液分析时，他就开始介入不育夫妻的性生活了。表面上看来，这种要求毫无害处，但是很多男性被这种看似很简单但是无理的要求弄得很窘迫、恼怒甚至觉得羞耻。但是，他们的妻子往往对他们的感受并不抱有多少同情。毕竟，她们自己还要遭受侵犯性的、痛苦的诊断手术，而男性要做的仅仅是手淫而已。

实际情况是这样的，大部分男性在医生要求他们手淫时的确很愤怒。确实，他们可能是第 1 次被命令去做这种在青少年时期被教育为"犯错误"的事情。但是在不育治疗的整个过程中，医生会阶段性地需要精子样品，反复进行精液分析。有些男性已经习惯这样了，而另外一些则越来越为此感到苦恼。

除非用的是捐献者的精子，否则男性也要为人工授精和体外受精这些医疗过程生产精子。如果他拒绝合作，他可能会失去该月让妻子怀孕的机会。在治疗过程中，每一个月都是很重要的，特别是对年龄较大的女性来说。所以，当她们的丈夫不愿提供精子时，那些女性变得狂躁不安也是可以理解的。

当护士要求男性们提供精子样品时，他们尤其觉得受到了欺辱。有些男性觉得"表演"是件困难的事情，所以如果浴室里摆设了一些成人杂志或其他性欲刺激物的话，他们会很不高兴。

如果丈夫不愿或拒绝提供精子样品，妻子可以做以下这些事情来缓解这种情形。

■ 表现出同情。告诉他你理解这对他是件多么困难的事。你很感激他的合作以及他所做的贡献。

■ 不要施加压力。这只会使他生气并让事情变得更糟。

■ 提供"援助之手"。当他被要求提供精子样品时，你要主动提出陪他一起做。他可能会感激你的帮助，而且这对你们两个人来说也是一种乐趣。

■ 开开玩笑。试着在这种情况下开开玩笑，其他人肯定用过这一招的。但是记住，你的丈夫可能觉得在这种情况下没什么好幽默的，至少一开始会这样觉得。

有计划的性生活

随着不育治疗的进展，医生会很快介入到不育者的性生活中。作为病史的一部分，医生需要知道他们性生活的频率、时间以及常用的性交体位。医生还会要他们连续 3 个月测量基础体温，如果他们以前没测量过，医生还会要求他们把性生活的时间记录下来。当医生问及进行性生活的频率时，有些夫妻的回答可能会比较夸张，而这样做会起到相反的作用。医生把他们进行性生活的时间和方式记录下来是非常重要的，这些信息对诊断可能非常有帮助。

医生可能也会告诉他们要在每月规定的一些日子里进行性生活，即在排卵日前后。在这段时间里面，他们的性生活不再是由爱情和性欲所决定的，而是由医生、体温计和排卵监测仪来决定的。所以有计划的性生活经常会导致两性关系中与性有关的问题和其他方面的问题。

有计划的性生活也是性交后试验的一个部分。为了做一个准确的性交后试验，医生将会告诉他们在排卵日前后一些特定的日子里面进行性交。就像我们在第六章中所提到的那样，性交后试验需要夫妇在检查前的晚上或者早晨进行性交。

当所有的这些压力一经表现出来，男性出现阳痿，不能勃起，或者勃起时间短的症状就不足为奇了。有计划的性生活对于女性的压力也一样，许多女

金点子　医生会给你们开一些像伟哥、犀利士之类的壮阳药物来治疗勃起功能障碍，这些药物可以对焦虑症状产生神奇般的治疗效果。有时候仅仅服用这些药物作为一种安全防范措施也是很有帮助的。

性发现她们难以达到性高潮，或者完全对以生育为目的以外的性行为冷淡。

● 有计划地禁欲

当一谈到有计划的性生活时，不育者可能就会发现自己面临着另外一个问题：有计划地禁欲。在一个疗程之中，医生可能会多次告诉他们不要在特定的时间里面有性生活。就像我们在第三章所提到的那样，一些医生可能会觉得在排卵前禁欲一段时间，能够增加男性的精子数量。除此之外，如果他们的确想怀孕，医生可能会告诉他们要在妊娠的前几个星期或者前几个月中禁欲，因为如果不这样做，可能就会发生一些感染。

● 怎样过有计划的性生活

尝试了许久还是没有怀孕的迹象，性生活会开始变得像是在做无用的尝试。当女性一直不能怀孕时，即使不孕与性生活毫无关系，性生活也经常会被看成是一种罪过。所以此时的性生活变得不仅是平淡无奇，有时候还很讨厌，而且也变得非常可怕和不尽如人意。就像是有位女性所讲的那样："你将要一遍一遍地做那些重复动作，而且那些动作在临床上已经经过检验证明是不会让你成功怀孕的。除非你完全没有脑子，没有想法，没有主意，否则你不可能不被那些无用的帮助措施所影响。"

助孕药与持续不断的怀孕失败造成的情绪变化，与有计划的性生活一起对夫妻之间的感情关系起反作用。性生活曾经是受爱情和性欲驱动的自发行为，现在变成了一种讨厌的事情，一种责任，一张一点都不性感或者有着爱情色彩的医疗处方。

人们可能会注意到性生活永远都不会有重复的，但是他们能够做些事情为性生活添加些调料。努力做一点不同寻常的事情，发挥一下想象力，具有一些冒险精神，做一些能够让不育者在过性生活时从受孕摆脱出来的事情。下面是一些显而易见却值得一提的建议，因为这将是不育者感兴趣的内容。

- 采用不同的体位。
- 当还没有排卵的时候采取口交或者其他非生殖性行为。
- 不排卵时也过过性生活。
- 在其他的地方而不是在房间里做爱。
- 租些浪漫的电影看看。
- 在床上看些色情小说。

有关性方面的争吵：究竟是谁的错

　　性生活不是夫妻关系的唯一方面。夫妻之间很可能会因一些与不育有关的问题争吵，有时候还会就一些不是很相关的问题争吵。一位女性是这样描述不育是怎样影响她、她的丈夫和他们的婚姻的："当情况变得越来越糟糕时，我的丈夫开始变得抑郁，他也开始看到我的耐心和精力也逐渐耗竭了，我开始考虑所有的选择方案——所有持续不断的努力都不能让我们拥有自己的孩子。他非常生气，所以我也不再对尝试怀孕这个目的坚定不移。所以我自己也在考虑放弃怀孕了。这样一来，他对我更有敌意，同时他贬低我所做的一切事情。我的头发没有梳好，或者我做的汤多了一点或者少了一点，他也都会批评我。我真的知道他对我非常生气，但是我认为我知道在这点上我对他还是不怎么生气的。当我们最终坐下来讨论这件事情的时候，所有的这些抱怨都可以被理解为'你没有按照我的方式来处理这件事'"。

　　为了避免矛盾和争吵，尊重对方不同的反应方式、行动和情绪是非常重

金点子　　如果你的伴侣有性方面的问题，你应该使自己在排卵期间变得更加细心，更加诱人，更加神秘，这样将会有所帮助。即使你丈夫发现了你是故意这样做的，你也不会失去什么。

注意！ 有时候与性有关的问题会迅速增加，这样会破坏你们的夫妻关系。如果你自己正患有严重的与性有关的疾病的话，应尽快向性医疗专家或者家庭医疗专家咨询。

要的。以下是在这种紧张时期保持和谐关系的一些建议。

■ 不要互相责备，也不要责备自己。

■ 不要伤害对方的感情。

■ 控制住这种状况，向对方袒露你的想法，你关心的东西，你的缺点。

■ 与对方心意相通，心心相印。

■ 团结起来，一定要记住你们两个都在为了一个共同的目的而努力：一个完整的家庭。

当夫妻发生争吵的时候，他们通常会责备、攻击、指控对方各方面的事情，在某种意义上，一方可能会发现自己是在责备对方处理不育这个问题上的方式，或者首先就是责备对方不能生育。如果对方有着严重的生殖问题如输卵管堵塞、精子数量少，即使是另一方患有这些严重的疾病，他仍然可能找得到一些理由来责备对方，这些理由可能会是等待受孕的时间太长了，或者看生殖专家的时间太晚了等。

一些人开始相信他们的伴侣的确应该责备，他们开始幻想如果他们和其他人结婚，到现在他们就应该孩子一大堆了。另外一些人甚至幻想与另外一些更有生育能力的人发生性关系。幸运的是，大多数人不会去让这些幻想变成现实。实际上跟另外一个伴侣受孕的可能性也可能并不比现在大。一位女性这样描述她所受到的诱惑："在那些郁闷的日子里，我曾经想过这可能是因为跟我丈夫在一起的日子里，我不能产生化学反应吧，也许我应该与以前的一个男朋友之类的人联系，不是为了得到婚外情，不是为了一时的冲动，只是为了得到比较好的精子罢了。我一直在寻找好一些的精子，它们有办法找到我那个看起来非常难以捕捉的卵子并且使它受精。"

责备对方并不能使自己怀孕，这样只能伤害夫妻感情。一方可能会感到有愧于另一方，因为他可能会认为是他造成了对方的生育问题。不管谁有着严重的生殖问题，夫妻各自实际上都有可能对自己的生殖问题有一些愧疚感和自责。他们可能会责备自己以前所做过的事情如有过堕胎，有过婚外情，或者有过数量很多的性伴侣，并且会觉得不育是他们以前"罪恶"的报应。出于减轻罪恶感，他们甚至会与对方离婚，给对方想要的东西：一个孩子。

责备，不管是责备自己还是责备对方，都是适得其反的。这样做不会使他们离怀孕更近，也不能真正改善他们的关系。内疚和责备只能导致抑郁、愤怒和紧张，在这个时候真正需要的是团结一致，共同行动。

应该如何处理不育问题

许多不育夫妻所经历的夫妻矛盾是由不育的影响方式不同导致的。每个人都有可能有着不同的情绪反应和解决方式。例如有人可能变得沮丧、悲观、消极，而有人可能就要乐观一些，他会把不育看作是一个挑战，由此而掌控住局势的发展；又有人希望不停地谈论这件事情，加入一个支持性团体，而有人则希望在这件事情上保持安静，避免与其他不育者接触。

每个人都有权利以能够帮助自己的方式处理不育这件事情。每个人也必须尊重和理解对方的情绪反应和处理方法，这样可以避免冲突和争论，但是这种话说起来容易做起来难。每个人对于不育的反应都不一样，这并不能帮助解决问题，反倒会造成摩擦和争吵。了解可能存在的问题的范围，能够帮助你避免这些问题，至少能够减轻这些问题的影响。

许多人对于不育的反应实际上与性别相关。例如大多数女性认为不育对于她们的情绪、压力和身体的折磨都要比男性大，大多数男性也是这样想的。事实上，男性比女性更能够使自己远离不育这件事情——既是情感上的也是身体上的。一位女性是这样描述丈夫对于不育的反应的："他就像典型的男人那样，把所有的东西都藏在心里，然后去工作，这件事情对他丝毫没有任何影响。"

　　不育不仅给女性带来了比男性更大的个人意义上和生物学意义上的影响，而且她们更难于不再想这件事情。这可能是由于女性是那个将要或者将不能最终怀孕生下孩子的那个人。女性比男性更易于考虑、谈论、牵挂在治疗过程中所涉及的情绪和身体上的问题。大多数男性只会在他们必须考虑这个问题的时候才考虑这些问题，例如在医生的办公室里面，或者当他们真的处于诊断或者治疗过程之中的时候。通常这种不同所导致的结果是大多数男性会为了妻子把生育当作他们生活的中心而感到生气，而女性则会为了她们的伴侣看起来或者真的是不关心，没有同情心，或者他们不愿卷入其中而不满。

● 执着的想法

　　如果一个男性感觉到妻子的心思已经完全被不育所占据，他可能会变得生气、孤僻，甚至轻视她，因为他把他看到的都当作是无用的执着。这样很有可能会引发非常大的争论。为了避免这些争论，很重要的一点，就是要了解为什么大部分女性对不育这个问题都很痴迷投入，而男性却不会这样。

　　女性老是喜欢想着不育，是因为诊断和治疗将会很快地成为她们日常生活中的一个内在部分。就像我们在前几章中所了解的那样，女性的不育治疗要求频繁地预约医生，需要紧密地监视她的月经周期。所以甚至一位女性在试图忘记她不育的这个事实的时候，她还是时常会想起来：每个早晨她所做的第一件事就可能是把体温表含在嘴里；每一次走进浴室，她都会检查有没有月经血或者检查宫颈黏液的黏度；每次她和丈夫过性生活时她都会幻想也许这次就会成功了，或者在幻想不管怎样他们都是在浪费时间，因为她是不会排卵的。一位女性这样说："这件事情每天都会缠着我，伴随着我醒来的是这件事情，我一天当中真的要想 50 次，它总缠着我，连做梦也全是这件事。自从我知道了我不孕这件事情，我日日夜夜，天天都是这样。"另外一位女性是这样解释的:"3 年来我们已经习以为常了,就像习惯了自己的心跳一样。"另一方面,男性,甚至是那些被检查出有生殖问题的男性,并不会时常想到他们不育这件事情。

● 离心的征兆

因为女性把所有的注意力都集中到了不育这件事上,所以许多男性对此感到非常生气、怨恨并且在感情上变得孤僻。如果是男性自己有着严重的生育问题,他也可能为不能使妻子受孕而感到愧疚,而且可能会变得更加孤僻和沮丧。

当男性在感情上变得孤僻时,妻子很可能首先会觉得自己被疏远了,然后她们就会生气。她可能就会猛烈抨击、控诉他不关心她和他们未来的家庭。她最有可能感觉到他不关心她,不支持她。女性渴望得到的是她的孩子和她的丈夫,所以她可能会变得更加沉迷于不育这件事,并且更加疏远她的丈夫,由此导致了一场恶性循环。

● 让男性介入治疗

许多女性感到沮丧难过不仅是由于她们的丈夫明显表现出对不育不感兴趣,还因为他们不怎么参与医疗进程。一位女性是这么说的:"我感觉他不像我这样关心不育这件事情。是我在做大部分的工作,是我必须去看医生,是我必须去打针,是我必须给医生打电话,与医生保持联系,进行反馈,做实验室检查,都是我带着他去的。而且也是我把一些事情提上日程的,就像讨论我们什么时候考虑收养,或者讨论什么时候应该换医生,或者什么时候该做腹腔镜

> **金点子**　　如果你发现你们的争吵很多时候不能解决问题时,考虑一下加入夫妻支持性团体吧。

检查了。"

能帮助女性解决这个问题的一个办法，就是找到使她的丈夫能够更大程度上参与到不育治疗中去的方法。可能最好的方法就是尽可能让丈夫陪伴在妻子身边，让他陪她去看生殖专家。许多女性实际上更喜欢让丈夫陪伴去看医生，而许多男性却不喜欢陪妻子去找泌尿科医生。

虽然可能不需要很多医学上的原因，但丈夫提供精神上的支持还是很重要的。这种支持能让人恢复信心，对治疗也有帮助。在妻子必须接受具有侵犯性的、可能会导致疼痛的、可能会导致焦虑的治疗和检查的时候，在检查或治疗的结果对决定怀孕的概率非常重要的时候，或者在要做一些与治疗或者其他与生育有关的事情的时候，这种支持就显得尤其重要了。

讨论，讨论再讨论

在这本书中，从头至尾我们已经督促不育者去考虑在不孕不育方面诊断和治疗过程中的一些步骤，我们鼓励不育者充分考虑各种选择，并且夫妻双方要充分讨论这些事情。我们也已经指出在进行治疗的进程中，想法发生变化也不是异常现象。然后一定要保持交流通道畅通无阻，这样做对于避免不育所导致的矛盾是非常重要的。夫妻双方必须要试着去理解和接受对方的想法，也要保持讨论的继续进行。双方需要共同讨论不育这个问题：对你们每个人来说这意味着什么，你们关心什么样的问题，而且不孕不育对你们的关系会造成什么样的影响？

当一位女性和丈夫最终坐下来讨论他们正在经历的争端的时候，这使得她精神一振。他告诉她："你知道，昨晚你告诉我你又来月经的时候，我的心就像被刀刺了一样，实际上我非常在乎这件事，但我不知道怎么去处理它，对我来说这件事太棘手了。"然后他们都哭了。

对于大多数女性来说，讨论不育可以帮助她们处理这件事情，总的说来，女性们在谈论个人感觉和讨论个人事务方面比男性更加从容。不幸的是，女性对于谈论生殖问题的需要时会使她疏远丈夫。对于男性来说，谈论不育很可能让他不断想起使妻子受孕失败的经历，因此他总是试图回避这一话题。

● 谈论还是不谈论

　　大多数男性都会觉得不育这个话题十分无聊，而许多女性会觉得这个话题其乐无穷。这种现象与男性和女性讨论怀孕的不同方式有点相似。实际上，生育问题会像新生儿一样在许多夫妻关系之间造成嫉妒。当女性注意力只在孩子身上的时候，男性会觉得自己被排斥在外了。在不育症治疗中，男性可能会感觉到妻子对于孩子的渴望和要求正在干扰他们的夫妻关系。所以他可能在妻子未怀孕之前就开始讨厌未来的孩子了。

　　女性和男性谈论和选择治疗不育症的方案时，能够导致夫妻产生误解和冲突。一些男性对妻子在工作的时候给他们打电话感到十分不高兴。不育这个问题可能是男人们最不愿在办公室里面讨论的事情了，但他的妻子却可能不得不打电话与他讨论化验结果，或者为了受精而预约医生，或者是在听到了坏消息后需要他的安慰。

　　很多女性还抱怨，丈夫非常不愿意与朋友或亲戚谈论不育，这也经常会变成另外一个冲突的导火线。一些男性甚至禁止妻子与任何人谈论不育。一些女性把不育当作她们生活的中心事件来处理，她们可以毫不犹豫地把她们的状况一五一十地讲给所有她们认识的人听，甚至是讲给陌生人听。但是，许多男性都试图拒绝承认不育这件事。一位女性是这样说的："我丈夫发现不育是件让人尴尬的事，我猜他感觉自己失去了男子气概，所以他不愿意谈论这个话题。他宁愿让人们认为如果我们没有孩子，那也是因为我们不想要而已。"

● 富有成果的讨论

与另一方讨论不孕不育并不只是漫无边际地、痴迷于不育这件事情，而是一项必须要做的事情，就像我们在前面的章节中所了解的那样，许多决定最好是夫妻双方取得一致同意。这包括一切事情：从看哪个医生开始，到什么时候换医生，什么时候使用试管授精，什么时候停止治疗，什么时候收养孩子。

不育使得夫妻双方要面对他们以前从来没有想过的一些问题，要做一些他们以前从来没有做过的决定，像家庭的重要性和与孩子有着生物学意义上的联系，等等。这些问题是在帮助他们决定要孩子还是不要孩子，但是这个完全取决于他们两个与对方有多少共识。这里有一些他们应该问自己或者问对方的问题。

■ 是要怀孕还是要做父母，哪一个更重要一些？

■ 是否屈服于来自父母或者岳父母、公公婆婆想要第三代的压力？

■ 是否愿意牺牲任何东西——金钱，甚至我们的夫妻关系来达到怀孕的目的？

■ 能不能去爱一个生物学意义上不是自己的孩子？

不育要求他们对这些状况进行评估、再评估，以决定他们在医学上、情感上和经济上所要承受的损失。

以下是夫妻之间（最好还有医生）互相询问的问题。

■ 应该更换医生吗？

■ 应该考虑第三方生殖吗？

金点子 　请伴侣同你一起观看关于不育问题和收养方面的电视节目和电影节目，当你们需要展开对这些话题的讨论的时候，这些节目可以成为破冰船，但是不要强迫他去看这类节目。

- 能承担这些费用吗？
- 应该停止尝试吗？
- 应该考虑收养孩子的生活和没有孩子的生活吗？

当然这些问题可能会引发争论，然而，这让夫妻双方更加了解各自对于这些重要问题的看法，要记住这些问题的答案并不是十分重要，随着时间的推移，人们很可能在这些问题上改变想法。重要的是夫妻双方一定要互相沟通，而且一定要保持沟通渠道的畅通。我们将在其他的章节中更加深入地、逐条讨论这些重要的问题。

生育权

我们已经了解到生育问题可能造成夫妻关系恶化，现在我们来看看在等待成为父母的过程之中，可以做些什么事情来使夫妻关系变得和谐。

就像每对夫妻都非常渴望有孩子一样，现在也是利用自由时间的机会，他们可以一起做些可能在有了孩子以后并不能够经常做的事情。一起做一些特别有意义的事情能够让夫妻关系保持快乐、兴奋和有活力的状态，而且也不必担心要照顾孩子或者花钱请保姆。这里有些可能现在比较感兴趣的事情可以做。

- 在不育治疗和有计划的性生活中休息一下。
- 休假。去一些儿童免进的场所游玩。例如一些适合度蜜月的度假胜地，或者一些疗养院。休假可以让你认识到，除了孩子以外，生活中还有很多其他的东西。
- 周末待在一张自己喜欢的床上，吃一顿美味的早餐，或者待在漂亮的旅馆里面。
- 去一个浪漫的城市游玩，像去巴黎、威尼斯这样的城市，或者去你们度蜜月或者第一次约会的地方。

■ 继续来一次孩子们不可能参加的探险性度假，像远足、骑自行车旅行或者漂流。

■ 去看看电影吧。不是看那些矫揉造作的电影，而是看那些浪漫的电影，在这些电影里面，你不仅不可能看见小孩，而且大多数电影的话题都是关于成人的。

■ 在家举办一个只邀请成人参加的宴会。这要精心挑选一些夫妻，以便使得讨论的话题不围绕着孩子或者不育转。可以举办一场美食品尝宴会或者美酒品尝宴会。

■ 到一些浪漫的、儿童免进的餐馆里面用餐。

■ 在吃完一顿浪漫的晚餐后，看一场浪漫的录像。

长期影响

不育很可能会对夫妻关系有着一些长期的影响。不幸的是，有些夫妻因为不孕而离婚了。一位婚姻即将破裂的女性这样说："在制作了5年半的体温曲线图之后，在尝试了5年半之后，在5年半的期望以后，不育真的使我们的关系变得很紧张，我们就要离婚了，虽然不完全是不育造成了这一切，但是不育肯定在其中起了作用。"

解决生育问题的方法，会对夫妻关系造成影响。幸运的是，不育会使夫妻关系更加紧密而不是更加疏远，特别是在接受了这个章节给他们的建议以后，在需要帮助的时候寻求了帮助以后。不育会使夫妻两个能够更深入地理解和又一次尊重对方。一位女性是这样说的："我想我们的夫妻关系更加亲密了。我们对对方的尊重日益增加，我们彼此的爱也理所当然地更加深厚了。这种关系与我们婚姻开始时的状况完全不同，很有可能比那时好多了。经历这个过程的时候，我们的婚姻关系有时真的比较紧张，但是我们一起成功地经历了这一切以后，我不能想象要是有另外一件我们不能处理的事情发生在我们婚姻中的时候，我们该怎么办。"

许多夫妻发现，通过在共同面对他们的生育问题，寻找双方都满意的解决办法的过程之中，他们的夫妻关系的确得到了改善，而且这些积极的影响会持续很多年。在经历了 10 年的不育困扰之后，一位女性收养了两个孩子，她说："我们感觉穿过了一道风暴，我们的关系也由此更亲近。我们经历了其他的夫妻没有经历过或者没有成功走过来的事情。这种经历使我们靠拢在一起。我们不再把自己或者孩子当作理所当然的事情了，我们会珍惜这一切。"

本章小结

- 有时候，医生会告诉不育夫妻什么时候该进行性生活，什么时候不该。
- 有计划的性生活会严重破坏夫妻关系。
- 女性经常会以讨论或者痴迷于不孕不育这种方式来处理这个问题，而男性倾向于避免讨论这个问题。
- 如果夫妻双方都敞开心胸，讨论不育，并且尊重对方的意见，就可以避免和解决很多问题了。
- 一起去看医生，一起治疗，这不仅能加强夫妻之间的关系，而且会使夫妻两个人更加紧密地联系在一起。

第十二章

调整状态，积极面对工作与生活

· **内容提要** ·

向别人透露你的不孕不育情况·学会正确面对其他

女性的怀孕·处理好事业和不育症的关系·

如何让不育症对你的事业起到积极影响

　　我们在前面的章节中提到过，不育症会严重影响夫妻关系。其实不育症也会对不育者与朋友、亲戚以及同事的关系产生意想不到的负面影响。例如，面对那些已经怀孕或者有孩子的朋友，不育者会感觉自己跟他们不一样，他甚至还会对他们产生愤恨之情，他们也同样可能会对他另眼相看。他可能会觉得身边的有些朋友和亲人让他觉得欣慰，而有些则令他讨厌。

走出阴影

　　不育夫妻不但要做很多医疗方面的决定，而且还要做出其他一些决定。也许对他们来说最困难的事莫过于决定把实情告诉哪些人，不告诉哪些人以及告诉多少等问题。有些人对于自己存在的生育问题很愿意公开，但是有些人却非常保密，不肯告诉他们的朋友、亲戚或同事。很多人都觉得不育症是一个耻辱的、尴尬的、隐私的话题，不宜跟他人一起讨论。而另外一些人则想告诉他们的朋友和家人，但是他们的伴侣又反对这样做。一对夫妻的不孕不育情况被公开后，往往是男性觉得很不舒服。很多男性感觉不育症对他们是一种威胁，因为他们总喜欢把它与阳痿联系起来。对他们来说，跟别人说自己有不育症简直就等于承认自己有性功能障碍——哪怕这跟性功能毫无关系，但他们也还是会这样认为。所以，是否透露生育问题，夫妻双方必须经过慎重考虑做出决定。

以下问题可能会对不育夫妻有所帮助。

■ 把此事告诉某人能得到什么益处吗？

■ 告诉或是不告诉某个人，对于夫妻双方是否会产生可能的分歧等负面影响？

■ 那个人是否可能从别人那里听说过了我们的问题？

■ 那个人能否为我们保密？

■ 那个人是否对此事很敏感？是否会到处说三道四？

等决定告诉谁以后，还得决定告诉他多少，以及什么时候告诉他。例如，有些人只在他们要做手术或流产了才肯说出他们存在生育问题。当然，这种事没有什么严格的规则。只要做的事情对夫妻双方有益就可以了。

当真正要告诉别人自己有生育问题时，不育者是无法预料到他们的反应的。每个人对生育问题都有自己的看法。有些人会对你们报以同情，有些人会表现得很冷漠，而有些人会觉得很窘迫。有一个曾经是社会工作者的女性说："我慢慢地告诉人们这个消息。在告诉他们之前我会对每一个人进行全面的社会心理分析，我会把实情告诉那些会报以支持性回应的人们。而这种情况并不常有。"有些人惊喜地发现当他们提到自己的生育问题时，亲戚朋友们都表现出很大的支持。"我曾经很害怕跟我的家人说此事，因为他们对于我以前所做的任何事情都从来没有支持过。"有位男性说道。"我害怕他们责怪我，怕自己

注意！ 如果你让别人知道了你不育，那么你就可能要面对别人主动提供给你的各种意见、你并不想要的同情甚至是侮辱性的言辞。但是，如果你不告诉别人，你则免不了要遭受别人一次次问你什么时候要孩子。

被看作是一个有缺陷的人。"原来他母亲早就以为他们不想要孩子，所以当他告诉母亲他们存在生育问题时，大家反而释怀了，母亲也表现出支持。

● 紧张的关系

很多不育夫妻发现他们的亲戚朋友都对他们表示同情和支持，而另外有些人则抱怨亲戚朋友们对他们抱以冷漠和不支持的态度。有一位男性在告诉一个老朋友生育问题后这样描述道："我告诉他我们遇到了生育问题，而他却说如果他想让他妻子怀孕的话，他马上就能让她怀上！我真的被他气坏了。后来等他们终于想试着要孩子了，却发现原来他们自己也存在严重的生育问题。老天真长眼了啊！"

有时即使是别人的好意也会无意间伤害到不育夫妻。实际上，不育者可能发现身边其实很少有人能给自己带来安慰。如果聆听者表现出太多的同情，不育者可能觉得过意不去。另一方面，如果聆听者不把不育者的问题当一回事，并且说："再等等看吧，不会有问题的"。他又会觉得那个人对你漠不关心，不支持他。

● 不求自来的建议

不育者可能会发现亲戚朋友们甚至是陌生人主动提供的一些建议让他恼火。他们可能给他各个方面的建议：从拜访什么样的医生到该吃什么类型的助孕药。该如何处理诸如此类的建议呢？可能最好先要感谢一下他们对自己的关心，然后告诉他们自己已经知道了此类问题，已经慎重地找到了一位可以信任的医生，并且自己将听从医生的建议。

● 不得体的言辞

当发现某些建议或是言辞暗含不育是自己造成的意思时，不育者可能会更加恼怒。人们往往更喜欢责备女性，尤其是这种生育问题。他们可能在毫不知情或不理解女性推迟生孩子的原因的情况下，就认定是女性的错。其他一些不得体的言辞还有："只要放松，你就会怀上孩子的。"或者"先收养一个孩子，你就会怀孕的。"在前面的章节中我们也提到过，压力过大造成不育的观点是没有科学根据的，还有放松、度假或收养一个孩子就能治愈不育也是毫无科学根据的。但是这些又可能是关于不育症最持久最讨厌的话。

还有足以把不育者气得撞墙的是，有些人会对生孩子这件事发表一些负面的言论，例如，"你想孩子想疯了，孩子是个令人讨厌的家伙。"要搞清楚亲戚朋友们这样说并不是心怀恶意。尽管别人这样说是想安慰不育者，但不幸的是这样的话真的很伤人。

家庭聚会对不育者来说真的算是一种挑战，因为经常会有多嘴的亲戚问他很多问题。但是一些不得体的问题和言辞不仅仅来自亲戚，就像我们看到的那样，朋友也可能说出一些让人难以置信的不得体和恼人的话出来，哪怕他们是好意的。

有些人觉得最好是不理睬这些言论。有些人认为处理此类言论的最好办法就是，先料想别人会说什么然后提前准备如何回答他们。你可能最能预料到的是你那多嘴多舌的婶婶会说："你什么时候才可以怀孕，让你妈妈早日做奶奶？"对于这些话，可以这样回答，例如对婶婶说："我们很想要一个完整的家庭，但是我们存在一些生育上的问题，说到此事我就很痛苦。"

根据对这些人的感觉以及以后跟他们的关系，不育者可以采用有礼貌的、幽默的、讽刺的或者是强硬的口气来回答他们。很多人都偏向于用强硬的方法来对付，因为这种方法就好像是震惊疗法一样，往往能够吓住别人，让他以后都安安静静地不要乱说。有位女性尝试了好多方法直到她找到了最有效的回击方法："一开始别人问我是否想要孩子时，我会说：'我们正在尝试呢。'后来我就直说：'我们存在生育问题。'再到后来当有人问及这个问题时我会说：'我患有不育症。'我是故意这样说的，因为当你回答你正在尝试时，他们还会问你一大堆的问题，但如果你冒出一句'我患有不孕症'或'我患有不育症'时，他们只好闭嘴了！"

如果有人问不育者关于生孩子的问题，而他又不想透露自己的不育问题时，该怎么办呢？某人可能会问，"嗯，你什么时候打算要孩子呢？"这里有两种可参考的回答"你为什么要问这个问题呢？""等怀上了我再告诉你吧"。这样回答既不会透露任何详细的问题又显得比较得体。

不育夫妻的生活和工作

大部分存在生育问题的女性在触及任何与怀孕有关的事情时都非常敏感，特别是看到或者听说别人怀孕了。得知某个朋友或某个亲戚又怀孕了，她会非常不安。别人怀孕消息的传播方式的不同也会产生不同的效果。以下是一个不育女性描述有一天晚上她被一个已经有两个孩子的堂姐的电话吵醒的情形："我堂姐说：'我想在你从你妈妈那得知消息之前告诉你我怀孕了。'然后我说：'哦，恭喜你啊，你肯定很兴奋吧。'我是很羡慕她，但是我真的很难过。等我一挂上电话眼泪就滴到手臂上了。后来我意识到当时我对她有多么愤怒。她可以在告诉她家人前3天写一封信告诉我……看信的话我就会感觉好多了，而不至于反应那么激烈，因为你知道我对她说了什么吗？我说'你这个女人！你生得还不够多吗？'"

朋友或亲戚怀孕的消息可能是令不育者伤心的最后一击，但是要是某个朋友或亲戚怀孕了却瞒着不告诉他，这对他也可能是一种伤害。这样可能会让他觉得难为情甚至更加不是滋味，更容易伤心。他的朋友们觉得应该隐瞒他使他免受打击的想法暗示他无法处理这样的问题，而这样也会使他愤怒。就像有一个女性说的："家里有人怀孕了，却没有告诉我，这使得我很愤怒。我觉得他们不应该替我做决定。"

看到妈妈们和她们的孩子在一起，对于不育的女性来说是令人难过的，特别是那些流过产的女性。所以，你可以避免去那些孕妇、婴儿和初学走路的孩子聚集的聚会或场所。这不仅仅是因为他们的存在会让不育者伤心难过，还有这些妈妈或准妈妈们会无法理解不育者为什么对她们的状况或她们的孩子缺乏热情。尽管对很多不育女性来说跟婴儿或小孩子在一起很不自在，但是她会发现其实最难忍受的是跟一群孕妇在一起。就像有一个女性所说的那样，不育女性往往眼里看到的全是孕妇。她们会觉得世界上所有的女性都会怀孕，就她们不能。站在孕妇中间，会使不孕女性觉得自己非常失败。她可能会问自己为什么别人能够轻易做到的事情自己却无法做到。

别人怀孕可能会激起不育者的嫉妒、愤怒、不满、内疚甚至是憎恨之情。看到朋友的妻子怀孕了，会使一个不育男性感觉不满并且摆出要挑战雄性之势。很多不育女性对孕妇都怀有暴力幻想。有一个女性说，"怀孕对我来说简直是一种灾难——它毁掉了我。我并不想对孕妇们做什么。我只是幻想她们会流产、死产或生畸形儿。我希望她们怀孕失败，那样她们就跟我一样了。"过了一会儿，她的丈夫也开始发表同样的感受："我恨不得一拳打在她们那圆鼓鼓的腹部。但是当听到那些与不育问题斗争过的夫妻终于怀孕了时，我也非常高兴。他们更应该得到上帝的这种恩赐。"

有些女性为有这样的感觉而感到困惑或羞耻。就像有位女性说的那样："我觉得我存在人格缺陷。我的不幸不应该影响我跟他人的关系啊。但事实的确是这样。我无法忍受跟孕妇离得很近。"

不育者如果对孕妇也有这些负面的感受或者暴力幻想，请记住不只他一个人这样。而且幻想一下也不会引起危害。但是，如果他感觉自己真想把这些感受发泄出来的话，就得考虑去看心理医生了。

● 去还是不去

尽可能不要跟孕妇在一起，这是避免出现这些敌对感觉的有效办法。如果不育者觉得这是不合常理、不可思议的事情，那么扪心自问一下，"我为什么要把自己置身于一种令自己痛苦，又一无所获的环境里呢？"保护自己免受折磨不是自私，恰恰是一种明智的做法。

像圣诞节、感恩节、复活节等节假日，更不必说母亲节和父亲节，对不育夫妻来说是特别痛苦难熬的日子。在这些节日里，往往要举行家庭聚会，而且也常常是孩子们聚集的时候。在这样的场合是不大可能避免谈论生孩子这样的话题的。除非有特别好的理由，否则这些聚会不育者也很难逃得掉。所以如果某个想逃避的节日或其他的活动快到时，可以在那时计划去外面度假。出门是一个大部分人都能够理解接受的理由。

对于大部分不育女性来说，可能最糟糕的社交场合是宝宝秀以及其他以宝宝为主角的庆祝仪式。要观看，或更糟的是要参加怀孕或新生儿的庆祝仪式对她们来说是一种折磨。如果有人邀请她参加这样的仪式，这对她来说是一件左右为难的事——不去参加吧，她会觉得很内疚；去参加吧，她肯定会因为它带给她心灵上的创伤而后悔莫及。

实际上，不育者不去参加朋友邀请的宝宝秀，也没什么大不了的。毕竟聚会的主角是朋友和她的宝宝，而不是不育者。主人的注意力可能全在聚会、礼物以及其他来宾上，她甚至都没有察觉到不育者的缺席。如果她是你真正的朋友，而且不育者也告诉过她你的生育问题，她也应该对不育者的缺

省 钱 方 案

如果你被邀请参加一个宝宝秀，你可以邀请几个朋友凑钱一起买礼物。这样你不但能省钱，而且大家把钱凑在一起，还可以买一个比较好的礼物。这样你还可以让别人替你买礼物、送礼物，免得自己触景伤情。

席表示理解。

如果不育者还是无法决定要不要去参加宝宝秀、孩子的生日聚会或其他可能对他造成伤害的活动，他可以自问以下问题。

■ 我有必要到场吗？

■ 如果我缺席，真的会有什么不妥而毁了这次聚会吗？

■ 由于我的缺席而对主宾造成的伤害会比我到席而对自己造成的伤害更大吗？

■ 用自己数小时的情感痛苦去节省朋友片刻的失望值得吗？

如果决定不去参加了，也不要为此感觉内疚。遭遇了不育症，不育者可能比得了其他病还要需要在情感上保护好自己。下面是一个女性描述她在第2次流产后去参加外甥的周岁生日聚会时的情景："我觉得，她是我的亲姐姐，就决定去了。但是当我走进她家，我就发现我做了一个错误的决定。在屋里我紧紧地抱着自己哭了起来。我当时只能那样做了。我怪姐姐没有考虑到我的感受，要是我的话我肯定会考虑到的。她竟然请了一屋带着宝宝的母亲。我决定以后再也不去参加这样的聚会了。这就是我的生活，简直太痛苦了。我再也不会跟一堆孕妇或带着小孩子的女人在一起了。如果她们不理解，那是她们的问题，我现在什么都不在乎了。而且，如果这些情谊无法持续，也无所谓了。"

如果可以避免，不育者也应该注意不要伤害了别人的感情。要真诚地对待朋友。要告诉她自己正在进行不育症的治疗，当自己对她发脾气的时候，其实自己心里也很难受的，因为在那么多人在场的宝宝秀上，自己是非常窘迫的，相信她能理解。如果她还是不能理解、原谅自己，那么她也不算是一个真

金点子　由于与会生育的人之间尴尬的关系，你可能会觉得跟不孕不育夫妻建立友谊会比较容易一点。如果你并不认识其他跟你情形相似的夫妻，你可以参加一些不孕不育的支持性团体，在那里你可以碰到很多与你有过类似经历的人。

正的好朋友。

在不育症的治疗中，很多时候不育者都需要把自己放在第一位。要向自己保证，那样做绝不感觉内疚。因为这并不是自私，这只是一个求生存的问题——为了自己在经历这个过程后完好无损。幸运的是，你并不会永远都这样。一旦不育问题通过怀孕、收养或最终决定不要孩子而得到了解决，不育者就不会继续因这些对孕妇的敌意而饱受折磨了。一个后来收养了孩子的女性说："收养以后，我就马上从那些想拿把刀把所有的孕妇杀了的可怕念头中解脱出来了。"还有另外一个女性描述她和丈夫是如何带着她们刚收养的孩子飞回家的："当一个孕妇登上飞机，我对我的丈夫说：'她才怀孕，而我们已经有孩子了！'那真是一种愉快的感觉啊。"

同样，如果不育者还是选择想继续通过怀孕或收养要一个自己的孩子，那么不育者和他盼望已久的孩子也很可能成为这类庆祝活动中的主宾。而且如果一个患有不育症的朋友不想参加的话，不育者也会理解她的感受并原谅她的。

● 同事的怀孕

不育者可避免出现在有怀孕的朋友、亲戚甚至陌生人在场的场所，但是在毫无选择的情况下，如在上班的地方，怀孕的是她的同事，甚至更糟的是她的上司，那情况就更加复杂了。不管不育者对她是妒忌还是愤恨，她都必须表现得很职业化，因为这是在工作场合。而他肯定不能因此而不去上班。必须跟孕妇一起上班会使得不育者跟她们的关系更加紧张，因为同事之间的关系一般是建立在客观的职业特性上的。

在工作场合，跟一些社会场合一样，有些人认为最好不要告诉不孕女性某某同事怀孕的事。但这通常无济于事，因为怀孕的事是不可能隐瞒很久的。有个女性，是一家流行服饰店的经理助理，因为老板没有把怀孕的消息告诉她而使她非常不安。让她感觉更糟的是，所有其他的雇员包括那些做兼职的雇员都知道此事，只有她不知道。"我是她最不愿告诉的人，所以我非常生气。我对她说，'我真的觉得你应该告诉我——哪怕知道这样做会让我心烦——但是如果不为别的，就凭我是你的助理，你也应该告诉我啊。'"

不育症对工作的干扰

除了怀孕的同事，不孕女性在工作中还有很多其他问题要处理。因为不育症会在身体上和精神上干扰他们的工作。例如，有时他们要在上班的时候给医生打电话询问检查结果或者药品的特别说明，这时要找到一个不被别人听到的私人电话是很困难的。

当得知令他们悲伤的消息时，他们尤其难以集中精力工作，难以做得像平时那么好。隐藏自己的反应和情感不是件容易的事情，就像这位研究生说的那样："我的医生让我在3点钟的时候给他打电话询问我的第2次孕检结果。当时我正在为一篇科研论文会见一位女士，因为找不到私人电话我就用办公室的电话打过去了。那边的护士告诉我，我的激素水平应该上升却并没有上升，这说明我很有可能会流产。我开始发抖并大哭起来。我当时真的非常尴尬，会见也无法继续进行。"

不管有没有私人办公室，不育者都有可能无法隐藏他的情绪或不育问题。下面这位教师是这样描述她不得不把她的不育问题告诉同事的："有时当我一个人在办公室的时候，我就开始哭或者把头低下来歇斯底里地痛哭。但是有一次开会时我崩溃了并且开始大哭，所以我必须告诉他们我到底怎么了。"

如果不育者觉得不育症引起的情绪问题会严重影响到他的工作或生活中其他任何方面的话，他最好去咨询心理医生。

● 影响工作

很多事业心比较强的人觉得不育症给他们的工作热情泼了一瓢冷水。工作会受到影响，很难有进展，也很难从工作中得到满足感。有一个女性说："在过去的半年中我工作表现很差。我只是在例行公事。我不再专心致志地工作。我的工作在走下坡路。我做的是创造性的工作，当我心情沮丧的时候，我什么都做不出来。"

诊断和治疗经常需要不孕者请假去看医生。很多女性抱怨这种工作真是会让人精神分裂、压力重重，就像一位城市规划工作者说的："从这件事开始我就再也没有按时好好上过班了。你要请假做这个做那个或做其他的事情，然后一个月要去做 3 次人工授精，这次要做血液测试那次要做性交后试验，然后还要到这里做腹腔镜检查，到那里做手术。你还能怎样呢？我真不知道别人是如何做到工作和检查两不误的。"

由于大部分人都不想让他们的雇主和同事知道他们的生育问题，所以请假，特别是早退或者重要的会议缺席，都是很困难的。"我不得不说谎，"一个主管说，"这是一种很大的压力……我经常为此感到内疚。"

为拜访医生请太多的假，通常也是很难过老板那一关的，而且这牵涉到不育者要不要把自己存在的生育问题告诉他。向他承认自己不孕也就相当于告诉他自己打算怀孕了。不育者可能会想到被他知道自己想要怀孕了可能危及自己的工作。很多雇主得知雇员们怀孕后都会发愁，因为怀孕了就要请产假，请产假就是在浪费公司大把的时间，而且公司还要付保险费。这样可能导致的后果就是，不育者将失去工作。尽管老板的这种做法构成了歧视，是违法行为，但是这样的事的确会发生。

但是，如果不育者不告诉老板或上司，他又会猜想自己为什么总是请假而且经常去看医生，他甚至还会担心不育者是不是得了什么危及生命的重病，从而想隐瞒大家。所以不育者要仔细衡量在工作场合透露自己患有不育症的利与弊。

如果不育者的工作性质需要经常出差，就更加麻烦了，不但不方便预约医生，还可能错过计划好的性生活时间。一个做出版工作的女性辞掉了原来的工作而选择了一份更差的工作，因为原来的工作需要她在排卵期出差。但是另外一个女性，做公共关系主管，很幸运地进了一家需要为"夫妻关系"这样一项工作而要求她携丈夫一起出差的公司，这样她就会尽量安排在排卵期出差。

● 你能处理好的

每一种工作的环境都是不同的，就像每一个老板也是不同的一样。在做一些与工作和事业相关的决定时，不育者要考虑很多事情，并且决定什么才是对自己和自己的事业现实的、合适的、可行的和最好的方法。下面的一些建议可能对不育者有帮助。

- 向老板申请灵活的工作时间，允许你阶段性地早到和加班。
- 问问你是否可以在某段有限的时间里做钟点工。
- 申请在家里办公。只要家里有电脑和网络，越来越多的人可以成功地在家里进行远程工作。
- 如果可以的话，把你跟医生的预约安排在午饭时间或者周末。

● 等待游戏

不育症的治疗过程中会涉及很多种等待，等待与医生预约，等待检查结果，等待排卵期的到来，等待体外受精手术，等待收养孩子等。由于所有这些等待，使很多人不得不让生活停滞不前。

注意！ 兼职可以让你更方便地去拜访医生，但是做兼职对你的事业发展来说并不是一件好事。跟全职相比，兼职不但报酬低，而且往往没有保障、不体面，也不大可能提供医疗保险。

省 钱 方 案

如果要换工作,则尽量选那种可提供医疗保险的工作。

对于很多女性来说,在她们等待可能会出现、也可能不会出现的妊娠或孩子时,她们的事业在原地踏步是很常见的事情。她们可能不会再寻求新的机会或新的工作,因为她们现在任何一个月都有可能怀孕。她们可能会推迟重大工作调动或拒绝比较好的工作而将就做她们讨厌但是方便的工作,就像下面这位做律师的女性所说的:"我一直在期待着怀孕,这就是我为什么还在做这份工作的原因。我并不喜欢我所做的工作,我本来需要去找一份新的工作。但是,如果我怀孕了,那么我现在的职位就很理想了,因为我可以随时离开。我可以走路上班,而且离家只有 4 个街区的距离。如果我有了孩子,那么我现在工作的地方简直是完美。所以我总是在拖延,不去找新的工作。"

推迟积极的工作变动时间,不育者最后可能将一无所获,既得不到好的工作又得不到梦想的孩子。下面这位医生在一家毫无名气的小医院工作,她解释道:"我本来想如果我将来有孩子了,这真的是一份完美的工作,但是这份工作让我感觉极度不快,我现在连个家庭都还没有。所以现在我真是恨自己,因为我不应该为一些毫无把握的事情做决定。"

解决你的问题

尽管不育问题常常对不育者的工作和事业产生负面影响,但是很多女性也发现,自己的工作和事业能够帮助她们处理不孕问题。她们发现工作能帮助她们在经历治疗的过程中还保持健全,而且让自己一头扎在工作和事业中也可以帮助她们忘记不育症,至少在工作的时候忘记。有一个女教师说:"在我接受治疗的时候,让我感到惊奇的一件事是——我觉得我的工作对我来说是多么重要啊,它成了我的精神支柱和生命线了。"

工作场所是一个可以通过工作成果，而非通过怀孕来体现自身价值的地方。对于一些女性来说，工作能够弥补没有孩子的遗憾，就像有位女性说的："我所有的沮丧和失望使得我更加投入工作。这是一种试图忘记的好办法。我长时间地工作。我想有更多的工作成果。我想生一个孩子但是我做不到，所以我决定努力工作。我越来越拼命地工作，而且相当成功。所以这样也很好啊。我得到了很好的回报。"

不育者所从事的工作种类也会对他处理不育症的方式和处理问题的方式有一些影响。尽管有些存在生育问题的人觉得工作中必须面对一群小孩子很难，但是大部分不育者却能从这样的工作中得到乐趣。一个工作时需要跟孩子在一起的女性说："我认为我去做一份跟小孩子在一起的工作是比较好的，尽管这样的工作也只是一种职业，但我真的从中体会到了一点做母亲的感觉。对我来说这比当一个阿姨或者去看望朋友的孩子有趣多了。当小孩子们跟我在一起的时候，他们就是我的孩子。"

记住，不育者可以从工作中得到很多东西。工作是一个转移注意力的积极选择，它能够给你带来成就感，让你感觉更能掌控自己的生活。好好工作吧，它肯定会在职业上和经济上很好地回报你的。

不育症也可以对不育者的事业产生毫无预计的、积极的影响。例如，有些人特别是那些本身工作就是跟不育症患者打交道的人，发现他们的亲身体验能够帮助他们在跟客户的工作中加入自己的感情，工作也更加有效率。"我已经帮助很多人收养孩子或接受治疗了，"一位最终收养了两个孩子的内科医生说。"并不是说我希望医生或其他医疗工作者得病，而是我自己的疾病能够帮助人们成为更好的医生、护士或其他职业者。"

不育症也可能影响一个人的事业选择。有些人在不育症这个问题上投入了太多的时间和精力，所以他们决定从中开创新的事业。例如，有一个收养了孩子的职业咨询师，后来成功地开创了一种为女性收养提供咨询服务的第二职业。还有另外一位女性，是一位社会工作者，在收养一个孩子后也把工作范围扩大到包括提供不孕不育和收养的咨询服务。还有很多有关不孕不育和收养的书，包括本书，都是由患有不孕不育症的人提供的第一手稿。

本章小结

■ 没有必要把生育问题告诉每一个人，不育者只要告诉那些必须知道和他认为会支持他的人就可以了。

■ 如果其他女性的怀孕会引起自己情感上的痛苦，就应该避免去那些孕妇、婴儿和小孩子可能聚集的场所或其他地方。

■ 尽管难以集中精力工作，难以像平常一样很好地完成工作，还是可以找到好的方法避免不育症影响工作。

■ 很多女性发现工作和事业能够以意想不到的方式帮助她们处理不育问题。

第十三章
转变心态，有效解决不育问题

·内容提要·

对于不育的一般情感反应·重新获得控制感·
给点时间忧伤·加入自助组织或采取其他处理策略·
专家顾问不孕不育和传统临床医生·选择不要孩子

人们认为不育是一种主要的生活危机，也是生活危机的原因所在。就像我们在前面两章中所说的那样，不育对于个体的自我形象、性生活、夫妻关系和工作都有负面影响。并且，就像所有主要的生活危机一样，不育对涉及的个体情感都有严重的影响。许多夫妻感觉到自己就像坐着情感的过山车一样，情绪随着体温曲线而起伏不定。如果你要问那些有生育问题的夫妻最折磨他们的东西是什么，许多人将会毫不犹豫地说是情感的丧钟在他们的生活中敲起。

积极应对情感反应

大多数人对于自己不育所持有的可预测到的情感反应是：惊讶、否认、孤立、愤怒、内疚、无价值感、抑郁和悲伤。这些感觉主要是由于他们会遭遇到种种失败——对自己的生活失去控制，与自己的伴侣失去正常的性生活，更重要的是还可能失去拥有一个孩子的梦想。

● 失去控制

对于那些习惯于支配自己生活的人来说，他们很难接受失控于生活这个事实。许多人在经历不育症之前总是说自己能掌握生活的感觉有多好。所以，他们还不习惯于失败，就像下面这位女性所说的那样："我总是能够得到我想得到的东西。我想要的公寓，我得到了，我想要有自己的生活，我也得到了，我想要自己工作来维持我已经习惯了的生活方式，我也做到了。我想要有男朋友，我有了。我想要结婚我也结了。突然间，有一件重要的事情我将做不到。我不能相信这是真的。我从来没有想过我会得不到我想要的东西。"

男性不育者可能更是这样，身体也往往是和情绪一样会失去控制。他们的身体不能做他们原本想要做的事情。一想到有性生活而不能生育，他们身体所做的事情可能就会让他们更加痛苦，更不要提这会让他们感到尴尬了。

对于许多习惯于控制自己身体的男女来讲，身体的失控是格外困难的事情。他们可能很多年以来都通过小心地选择避孕方法来避孕。但是现在他们发现自己的生殖状况并不在掌控之中。

● 失去自尊

不能控制自己的生活，这深深地影响到不育者的自尊。无论是因为他不能使自己的伴侣受孕，还是她不能足月怀孕，不孕不育最终都会影响他们做母亲或者父亲，至少在生物学意义上是这样的。因此自我形象和自尊就会大打折扣。有着生育问题的人确实经常用这样的词语，如不适当的、不完整的、有瑕疵的、有缺陷的和被损坏的人来形容自己。

● 失去积极的性别身份

很多男性都把不育看成是对他们男子气概的一个负面反映。对于他们来说，不育就是阳痿。他们把生育能力与男子气概等同起来。女性也经常有类似的反应，喜欢把生育能力与女人味等同起来。就像有个女性说的："这反映的是我的女人味。我觉得我不像一个女人，因为在我看来做女人就是做母亲。我经常拿自己跟那些有家庭有孩子有事业的女人相比，不管怎样我都觉得自己不如她们。"

男性有没有生育能力从外表是看不出来的，但是女性可以从外表看出来——隆起的腹部就是有生育能力的一个很好的证明。尽管不怀孕在外人看来并不一定是无法生育，但是很多人还是把怀孕和做生物学意义上的母亲与做完整的女人联系起来。

不能做大部分女性都能做的事情——怀孕和分娩，是对一个女性性别身份的羞辱。有个女性说："有时我觉得我有一个女人的身体真是太具讽刺意味了。简直是金玉其外，败絮其中啊！"

重获控制感

当人们觉得对自己的生育失去控制时，往往会试着去弥补或过度弥补——通过从其他方面控制自己的身体。他们可能把注意力从生育问题转移到改变自己的外在形象上。例如，男性通过体育锻炼或健身来提高他们外在的男子气概。

减肥是另外一种掌控自己身体的常用方法。就像一个女性说的，"我觉得自己非常不健康，我的身体无法做它本该做的事情，所以我加入了健身俱乐部还加入了一个减肥俱乐部。做这些都是因为我想控制已失去控制的身体。"然而，我们前面也提到过，过于消瘦本身也会影响生育。

有些人通过改变自己的穿着打扮来迎合那种老套的男人味和女人味形象。男性可能开始留胡子，穿工作服，而女性可能开始穿那些带褶子的、艳丽的、女人味十足的衣服。"很长一段时间我都觉得自己没有女人味，"一个女性说道，"有一段时间我希望自己看起来非常有女人味。我不再穿裤子，改穿裙子。我开始留长发。"但是她的这种行为没有持续多久。她又开始感觉不满，并且认识到："不能生孩子并不太会削弱女人味，同样有孩子也不太会增加女人味。算不算真正的女人其实要从社会学意义上而不是从生物学意义上来看。"

要知道，有成千上万的男性和女性主动选择不生孩子，这样可能帮助你区别看待生育能力和男子气概、女人味。他们选择输精管和输卵管结扎——不管他们有没有孩子。实际上，那些做过输精管结扎术的男性往往被认为是更有男子气概的。那些做过输卵管结扎术的女性也没有被别人认为没有女人味。但是这些男性和女性确确实实是不育症患者。

有些人能够通过对不育的亲身体验而更加清楚地理解做男人、女人、父亲、母亲到底意味着什么。他们认识到，像上面提到的那些女性一样，不管是生育能力还是跟孩子的生物学联系都不是她们作为一位女性所必需的。实际上，有一个女人还说不孕反而使她感觉更加像一个女人。"我真的应该知道做女人意味着什么。"她说道。她认识到怀孕和生小孩这样一个身体变化的过程并不意味着才是做女人或做母亲。

为你的损失而哀悼吧

解决不育中存在的情感问题，并最终真正理解做父母亲的意义并不是一件容易的事。首先，不育者必须接受自己不育这个事实。不育者需要一段时间来为不育症将给自己造成的种种损失而悲伤。这并不意味着自己将永远都不想怀孕，或者无路可走而不得不放弃。这仅仅意味着不育者已经知道自己的情况了。

伤心和痛苦以及往往会跟随而来的眼泪有使人清醒和疗伤的作用。悲伤能帮助不育者与不育症妥协。悲伤过后，他能够更好地做出理性的选择，不仅是关于下一步该怎么做，甚至是关于是否要继续尝试组建起一个完整的家庭。

由于不育症会带来种种损失，很多人都把这种体验看成是一种死亡，是拥有自己的孩子的梦想的死亡，也是那个可能永远也不会出现的孩子的死亡。能生育的人是无法理解这种死亡以及这种哀痛的。就像一个女性所说的那样："这不像一个真正的人的死亡，所以你得不到你想要的安慰。我不知道如何向别人解释我的孩子，一个从未存在过的孩子，死了。"

对于那些流过产的女性，更加觉得不育就等于死亡。但就算是流产，这是实实在在的胎儿的死亡。有些人，包括医生，也并不把它当一回事。他们无法理解不育夫妻内心深处有多么的绝望。经常有人告诉那些流过产的夫妻说流产只是一种大自然摆脱错误的方式，他们肯定还会怀孕的。告诉一对刚经历过流产的夫妻说他们孕育的孩子是大自然的一个错误，这对他们来说无疑是一种羞辱，只能让他们更加悲伤。在他们看来，流产的确是孩子的死亡，而不是一个错误，所以你应该帮助他们面对这样悲惨的事实。实际上，很多夫妻都会举办秘密的仪式，以此来悼念失去的孩子。有些人发现埋葬像婴儿用品这样的东西或举行其他的仪式尤其能够使他们从情感创伤中走出来。

寻求帮助，不让压力越积越大

就像你看到的那样，人们对于不孕不育的反应各式各样。同样也有很多种处理方法可以帮助人们解决不育症带来的各种情感危机。其中最常见的处理方法是寻求他人的支持。

很多不育者，从他们的伴侣、朋友和家人那里寻求支持和安慰。在不同的时候从不同的人那里得到支持和安慰对他们来说是很正常的，就像这位女性描述的："有时丈夫是我的靠山，有时母亲对我非常好。而有的时候是我的侄子给了我安慰，就那样看着两个普通的小孩玩耍，真让人开心。其他的时间就是工作了，工作的时候我可以说我还有其他的东西让我感觉到自己的重要性。再有其他的时候就是我自己了。沉浸在这整个经历中，就像是一种宗教信仰。"

● 精神支柱

很多有生育问题的男性和女性发现，精神形式或宗教是不育者获取支持和安慰的主要来源。有些人通过个人内在的精神来寻求安慰，喜欢独自静静地祈祷。有些人可能会祈祷怀孕和有个孩子，有些人则用祈祷来帮助他们通过其他方法解决不育问题，就像这位女性说的："我觉得我应该渐渐学会更加虔诚，更加能够接受现实。渐渐地，我祈祷得越来越多，越来越努力，也越来越真诚地试着去接受将要发生的事情。我从来没有祈祷过有孩子。到目前为止，我从来没有为孩子而祈祷、而点一根蜡烛、而做一次祷告。我祈祷赐予我力量。我还祈祷过能够帮助自己拥有做正确决定的智慧。"

● 自助组织和支持性团体

事实上，每一个存在生育问题的人都需要跟与他们有过类似经历的人交谈。但是要找到真正理解他们的处境的人不是一件容易的事，更不要说谈论不育了。我们在前面的章节中也讲到他们的伴侣不一定能够或愿意跟他谈论不孕不育问题。而且不幸的是，那些"可生育世界"里的人通常对这个问题缺乏理解和感情投入。可喜的是，在很多社区里都有自助组织和支持性团体。

自助组织和支持性团体对于任何存在不育问题的人都非常有用，不管是刚开始诊断和治疗的，还是正在治疗中的，或者是正在考虑停止治疗并寻求替代疗法的。的确，成为这些组织的成员或加入一个不育症支持性团体，可能是不育者能为自己做的唯一的事情。

人们加入这些自助组织和支持性团体的原因是多种多样的。有些是想获取生育专家或特殊疗法的信息。但是大部分人这样做是想寻求情感上的支持。

省 钱 方 案

加入一个自助组织或支持性团体的花费比去看心理医生的花费少得多。

他们可能不认识其他任何有生育问题的人，而只想到那里去认识一些有相同遭遇的人。例如，有一个女性说她参加这些团体是因为她的丈夫不许她跟任何人谈论他们的生育问题，而她无法忍受如此孤立无援。还有些人是因为他们想知道其他不育夫妻是什么样子的又是如何做的，他们通常惊奇地发现其实每个人都像他们一样从表面看起来很正常、很健康。

● 克服犹豫不决的心态

有些人不愿意加入支持性团体和与不育有关的研讨会或会议。如果是因为害怕，可以想一想到底害怕什么，这样可能会有所帮助。我们讨论了一种类似的情况——不愿把自己的问题透露给亲戚朋友，因为怕别人可能对自己有不好的想法或说些不好听的话。但这与加入支持性团队有很大的差别：支持性团体的每一个人都是同病相怜。他们同样也在身体上和情感上受到伤害，他们同样也是那些不得体言辞的受害者，他们同样有时不得不生活在残酷的"生育世界"里。他们不可能像其他人那样说些批判性的话语，相反，他们能够与不育者同病相怜。加入支持性团体还有一个好处就是成员们经常分享各自认识的医生、好的或不好的经历以及与治疗和收养有关的有价值的信息。他们可以随意一起哭一起笑。所以，跟其他有相似问题的人共处你能得到很多，而且不会损失任何东西。

现在，那些抱犹豫不决心态的人可能很想加入支持性团体了，但是他们的伴侣却不愿意。一般来说，女性比男性更能接受加入支持性团体或自助组织的意见。所以往往是女性先迈出加入这类团体的第一步，有时她们的丈夫会跟着去。但是有时候他们也不去。

金点子　如果你无法让你的伴侣跟你一起去参加会议，你可以预先约一些其他的不育夫妻喝茶或吃饭。可能你这样的方法会使得你的伴侣也加入进来。

对于那些参加会议或支持性团体的人，大部分人都会觉得安慰、有依靠、有教育性或者在某些方面有帮助。哪怕是那些被伴侣拉过去的人在熬过起初的愤怒或尴尬后也往往会主动再去。

支持性团体能够为不育者做他们的伴侣、朋友、亲戚、心理医生和临床医生们无法做到的事情，满足他们无法满足的需求。很多人都说支持性团体的最大好处在于找到他们的同类。这不仅仅是因为"难中喜有伴"，而且他们的确是想去寻找一些对他们不带批判性态度而且可以交流不育问题的人。一个女性说："我惊讶地发现有很多人跟我一样。由于种种原因，我从来没有跟任何人讨论过这个问题。所有的事情都藏在我心里。我能够倾诉和唠叨的对象只有我丈夫。我猜想这个问题已经到了无法抵挡的地步，我也觉得我和丈夫无法再互相帮助了。所以我开始去参加相关的会议。"

就像我们前面所说的那样，参加支持性团体或者自助组织最大的好处就是能够学到很多不育症方面的医学知识。还有机会听客座演讲人的讲座，这些演讲人往往是顶级专家，他们会回答不育者提的问题。

如果不育者正考虑通过第三方生殖来解决不育问题，例如卵子或精子捐献、收养，或者选择不要孩子，那么支持性团体对他尤其有帮助。相似情形下别人的心理挣扎、经历以及内心感受对他们来说都是非常有价值的。

● 寻求专业性帮助

专业性帮助与加入支持性团体一样有好处，但是却并不适合所有人。如果支持性团体没有效果，可考虑去看心理医生。看心理医生并不一定意味着必须进行长期的治疗或分析。很多人都是接受短期治疗的。

进行心理咨询是人们为解决短期危机或长期问题寻求帮助的常用方法。在经受不育带来的情感上的巨变和权衡各种选择的利弊时，不育者都需要帮助。不育者也会发现拜访家庭心理医生能帮助自己解决与不育症有关的问题，以及夫妻关系中的其他相关问题。

如果还不能确定要不要去看心理医生的话，下列症状或情形可能能够告诉不育者要不要去看心理医生。

- 持续的悲伤、内疚或无价值感。
- 与社会隔绝。
- 对一般的活动和关系失去兴趣。
- 沮丧。
- 激动和忧虑。
- 持续地专注于不孕不育症。
- 与伴侣或他人的关系极度不和睦。
- 精力难以集中和健忘。
- 对于各种治疗感到混乱。
- 食欲、体重或睡眠方式发生了很大的变化。
- 酒精或药物的消耗量增加。
- 有自杀的念头。

记住，在不育症的整个诊断和治疗过程中，不育者很有可能经历以上症状中的很多种，如果不是全部的话，这是正常的。但是如果这些症状持续很长一段时间或者影响到了不育者的生活和日常的身体机能，就要去看医生了。

● 不育咨询师

如果决定为不育问题寻求专业帮助，那么现在就得像找生殖专家那样去寻找一位心理医生。

有很多种不同类型的精神健康专家，他们可能都会把自己看成是不育问题咨询师。他们可能是心理学家、精神病学家、精神病学社会工作者、家庭医生、婚姻咨询师、护士和牧师。要记住一定要确保他们受过专业的培训并且在精神健康领域有一定的资历背景，而且他们也要在不育领域受过专门的培训，对这方面的问题比较精通。他们需要理解不育症所带来的身体方面和情感方面

注意！ 有些心理医生声称自己是不育咨询师，因为他们把不孕不育患者看成是一个尚未开发的潜在市场。就像对待其他所有的健康专家一样，你应该核查他们的资历和经验。

的问题。

不育咨询师是一个相对比较新的职业，他们没有经过统一的培训。一个不育咨询师最好是通过与生殖专家们在一起工作、待在生育诊所或通过上医学和心理学的研究生课程等方式来接受生殖医学方面的训练。很多不育咨询师是那些自己经历过不育症的精神健康专家，他们有些受过训练有些则没有。这得靠自己去核查他们受过什么样的培训，有什么样的经验。而且要确保咨询师所关心的是不育者的利益，而不是他们的雇主或生育项目的利益。

以下是不育者在选择不孕不育咨询师时应该问的一些问题。

■ 他们获过什么学位以及他们在哪里接受培训？医生至少要在心理、社会工作或咨询方面有名气的学校取得硕士学位。

■ 他们是否获得了行医许可证？如果被认证为精神健康专家了，就能保证该心理医生受过研究生教育。

■ 他们在不育咨询方面有没有什么经验？他们是否跟产科医生共事过或者在辅助生殖技术项目里工作过？如果有的话，做了多长时间？要选择一个跟名医或在有名的医院工作过或接受过相关培训的心理医生。

■ 在他们的工作中，针对不育症的咨询工作占到了百分之多少？最好选择那些至少把一半时间花在治疗不育症上的医生。

■ 他们属于哪个组织？成为某些组织的成员，可以说明他们对不育这一领域的兴趣与贡献。隶属于其他精神健康组织也很重要。

■ 他们自己有没有亲身经历过不育症？这是一个奇怪的问题。一般来说，医生不愿意透露自己的病史。但是在不育症的咨询中很多医生也会例外。尽管医生不一定非得亲身经历生育问题才能帮助不育者们处理这方面的情感问题，但是如果他们真的亲身经历过将会对不育者更有帮助。足够的培训、经验可能是更为重要的东西。但是只要医生们能够保持客观的态度，他们可以引用自己的经历来帮助患者们对各种治疗的选择、收养和无孩子生活做出正确的决定。

你也看到了，要找到一个在不育方面训练有素，而且能够理解不育者痛苦的医生不是一件简单的事。

受过传统医学培训的心理医生可能对很多情感问题，包括与不育有关的一些问题有帮助。但是，大部分心理医生都没有受过特别的训练，都未处理过不育者遇到的问题。所以，他可能无法理解不育者们所要面对的情感和医疗方面的问题。

● 责备受害者

不育者们对传统的心理医生抱怨最多的就是，他们跟很多不了解情况的人持有同样的观点，并往往认为压力、矛盾心理以及其他的心理因素是不育的主要原因。通过强调压力的重要影响，这些心理医生实际上是在责备这些受害者们。这不仅会起到与治疗相反的作用，令不育者们感到痛苦，而且还令他们困惑——特别是当他们正在接受身体方面的特殊治疗时。

当别人告诉不育者不育是因为一些没意识到的因素或压力造成时，他会感觉更加内疚和沮丧，更不用说压力会更大了。有一个心理医生跟一个被诊断为存在排卵问题的女性说，"你的心理负担太重了。你可能越是想着怀孕越是怀不上。"心理医生，跟很多不懂得不育的人一样，认为排卵问题是心理问题造成的。

我们在此书中提到过很多次，哪怕不育者患的是不明原因的不育症，也不能说压力是一个重要的原因。在某些情况下，压力的确可能影响排卵。但是也不能就此断定排卵问题就是压力大造成的。而且，前面例子中的那位女性，像很多被诊断为排卵问题的女性一样正在服用助孕药。所以就算医生说得没错，压力是一个因素，但也不会有什么关系，因为助孕药能够大大地弥补情感因素引起的排卵问题。

成千上万生活在极度情感压力、身体压力或经济压力下的女性也能够轻易地怀孕。

压力不是不育的原因，但却是不育带来的情感上的最普遍的副反应。用各种办法为自己减压不失为一个好主意。尽管这看起来跟我们前面说的自相矛盾，但减轻压力真的可能有助于怀孕，至少是间接地有所帮助。例如，心情越放松，就越想过性生活。根据产生生育问题的原因，性生活的频率越高，受孕率就越高。而且压力越小，就越有可能在不育治疗和其他选择方面做出正确的决定。

压力太大时，调整好心态

有时候，不育带来的情感、身体和经济方面的压力太沉重，不育者会说："够了！够了！"或者不育者已经试遍了在医学和社会意义上能够接受的所有方法。如果已经到了这种地步，那么不育者有 2 种选择。

1. 休息一下。不育者可以中止治疗，至少是暂时停止，然后继续正常生活。中止治疗可以让他有足够的时间，更为客观地反思他所处的状况，并且回顾一下所做的所有选择。中止治疗在身体上对不育者也会有所帮助，因为服用助孕药或接受一些侵犯性的治疗会让他在身体上，还有情感上和经济上付出很大代价。很多医生坚持让不育者停服几个月助孕药，好让他们的身体有机会回到正常状态。事实上，不育者在停药期间怀孕的也不在少数。这时候怀孕也不是因为他们处在较小的心理压力状态之下（尽管这也是一种积极的副作用），而是因为他们的身体是处在较小的生理压力状态下。

　　2.考虑不要孩子。不育者可能决定彻底忘记不育症，然后继续他们的生活。这对大部分夫妻来说，就是意味着选择不要孩子，当然，除非他已经有跟他们一起生活的小孩了。这种情况下，他可能就是要选择接受这个不完整的家庭并且停止尝试生孩子或收养别的孩子。

本章小结

■ 感觉失去控制和自尊是不育者的常见反应。

■ 掌握好治疗过程能够帮助不育者重新获得控制感。

■ 不育有时等同于梦想的死去。给自己一点哀悼的时间。

■ 不育咨询师是受过专门培训的，他们能够处理不育引发的情感上的、社会上的以及其他方面的问题，而大多数心理医生是没有接受过这种专门培训的。

■ 加入一个自助组织或支持性团体，是不育者能够为自己所做的用来帮助解决不孕不育问题的最好事情。

术语表

不明原因性不孕 夫妻双方都经过不孕不育检查和评估，结果均正常，没有找到任何可以解释的原因，但结果却仍是不孕。

超声波检查 用声波显示出一个器官情况的医学技术和测试方法。

促性腺激素 能够促进男性的睾丸产生精子或者促进女性的卵巢产生卵子的激素。

促性腺激素释放激素（GnRH） 控制着源自脑垂体的卵泡促激素（FSH）和黄体生成激素（LH）的产生和分泌。

催乳激素 一种垂体激素，会刺激乳汁的分泌，但是如果该激素过量，则会干扰排卵。

雌二醇 由卵巢释放出来的一种激素，由正在生长中的卵泡产生。

单向模式 在基础体温表上看不出体温明显上升的情况。

顶体反应试验 一种试验，用于测定精子的头部是否能经受所必需的化学变化，并且穿透卵子的外层。

多囊卵巢综合征 这是指在卵巢中生长和发育的囊状卵泡没有被释放出来的情况。有的时候也叫多囊卵巢病，多囊性卵巢病，高睾酮血症，或高雄激素血症。多囊卵巢综合征是卵泡促激素和黄体生成激素之间的比率不均衡引起的。

多毛症 指女性身上毛发生长过盛或者不同寻常的体毛生长情况，比如长胡须，这些会让女性外表带有男性特征。这通常由女性体内的雄激素过多造成。

电刺激射精 一种用来刺激男性射精的方法，使用这种方法，男性腰部以下都处于麻痹状态。

辅助生殖技术 与在活体外部受精作用（IVF）和胚胎移植相关的治疗方法。

辅助孵化术 一种采用化学、机械技术或者激光器的显微操作术，在这个过程中，包裹着胚胎的外部坚硬的表皮层将会越来越薄，使之有助于改善受精卵植入子宫壁。

腹腔镜检查 一种外科手术。在这个过程中，将带光纤的可视细管通过一个小的切口插入或者插在肚脐附近，以显示出骨盆腔、卵巢、输卵管，以及子宫外部的情况。

附睾精子抽吸术 将精子从附睾中抽吸出来的手术。

分段射精法 收集精子的一种方法，其中一次射出的精液的前半部分中通常含有的精子数目是最多的，将前半部分的精液装在一个容器里，将另外一部分的精液装在另外一个容器里。

宫外孕 受精卵在子宫腔的外部（通常在输卵管、卵巢，或者腹腔中）着床的怀孕。

宫腔内人工授精（IUI） 洗过的精子通过颈管直接植入子宫内的一种手术。

宫腔镜检查 将带光纤的可视细管插入子宫颈，以显示出子宫内部的情况，并查找纤维瘤、息肉、瘢痕的具体位置，或者查看是否存在先天性畸形的情况。

高分辨率阴囊超声波检查和静脉造影术 一种检查方法，在身体检查中用来寻找睾丸中因为太细小而不能被感知到的精索静脉曲张。

高催乳素血症 指的是脑垂体分泌催乳激素过量的情况引起的症状，参见"乳溢症"。

睾丸精子抽吸术 将精子直接从睾丸组织中提取出来的手术。

睾丸扭转 睾丸在阴囊内部有痛感的扭曲，可能会导致不孕不育。

活组织切片检查法 作为分析之用的样本组织切除手术。

后穹窿镜检查 一种很少会用到的检查方法，在这种检查中，用穿刺针通过宫颈后方的阴道壁刺入盆腔，以显示出卵巢、输卵管的外部，以及子宫。

HIV 人体免疫缺陷病毒，是引起艾滋病（AIDS）的原因。

黄体 在卵巢上由排卵的小卵泡形成的特殊组织结构，开始产生黄体酮，以帮助子宫内膜准备移植受精卵，保持受孕。

黄体期 月经周期的后半阶段，其跨度为从排卵到月经或者胚泡着床的结束。

黄体期缺陷（LPD）黄体期（月经周期的后半阶段）黄体激素数量不充足的情况。

黄体生成激素峰值 黄体生成激素水平升高，先于排卵并且在排卵期间达到顶点。

黄体生成激素（LH）由脑垂体分泌的激素，其会促使卵巢释放出成熟的卵子。

己烯雌酚 一种人工合成的雌激素，被认为可以防止流产，该种药物也可能是造成一些类型的男性或女性不孕不育症的原因。

基础体温表 随着时间的基础体温记录，以发现女性什么时候最有可能发生排卵。这是一个非常粗略的测试检验方式，所以不是很精确，这一方法最主要的优势在于它的低成本，并且操作简单。

基因或遗传因子 每个细胞核内的组织结构，传送遗传特征，主要由 DNA（脱氧核糖核酸）组成。

捐献卵子 借助第三方生殖的办法之一，由一个有生殖能力的女性向另外一个没有生殖能力的女性捐献卵子，以备在辅助生殖技术手术中使用。

捐献胚胎 借助第三方生殖的办法之一，一对有生育能力的夫妻同意将他们意外的或者不想要的胚胎捐赠给另外一对没有生育能力的夫妻。

减胎术 怀上多胞胎的时候，减少子宫内胎儿数量的一种医学手术。

积水 累积在阴囊中的液体物质。

甲状腺功能亢进（格拉夫斯病）与过度的甲状腺功能检测活动相关的一种障碍和紊乱性的疾病，会增加不孕不育的可能，以及发生流产的危险。

甲状腺功能减退 甲状腺功能不足的一种缺陷。

经间痛 在排卵的时候，或者在排卵期前后，腹部出现的轻微疼痛情况。

经皮附睾精子抽吸术（PESA）将精子从附睾中抽取出来的一种手术。

经皮睾丸精子抽吸术（TESA）将一根针刺穿阴囊，将精子从睾丸中抽吸出来的手术方法。

继发性不孕 以前曾经有过生物学上的亲生子的男性或者女性的不孕不育。

精液分析 对刚刚射出的精液进行显微研究，以确认精子的数量和质量。

精子凝集试验 一种显微研究，以确认精子是否会凝集成块。如果是这样的话，会阻止精子的游动。

精子尾部低渗膨胀试验 用来帮助预测精子是否能够使卵子受精的一种试验。

精子库 精子被冷冻并储存起来的地方，供不久以后治疗性授精时所用。

精子形态 精子的大小和形状。

精子活性 精子向前游动的能力。

精子穿卵试验 利用仓鼠的卵子作为试验的模式，这种试验方法能够测试出精子穿透卵子外层并使之受精的能力。

精子黏度 精子的稠密度。

精索静脉曲张 睾丸周围部分的静脉曲张。

抗精子抗体 男性或者女性体内的一种抗体，将精子当作外源物质并与之起反应，攻击或者使精子不能运动，或者杀死精子。这种有关抗精子的抗体也可能会导致宫颈黏液过于稠厚。

克氏综合征 发生于男性中的先天性异常症状，会导致不孕不育，以及潜在的智力迟钝。

临床妊娠 妊娠中胎儿在超声检查中被显示出有心跳。

冷冻保存 一种将细胞保存在冷冻状态中的科技方法，以供稍后使用，通常保存的细胞有精子、胚胎和卵子。

卵泡促激素（FSH) 由脑垂体分泌的一种激素，刺激卵巢中的卵泡形成并发育成熟。

卵巢衰竭 卵巢丧失了对激素做出反应并发育出卵泡的能力。

卵巢过度刺激综合征（OHSS）症状表现为卵巢增大、下腹胀痛，严重时偶尔还会出现积水，有可能会产生诱导排卵的副作用。

卵子胞质内精子注射术（ICSI）显微操纵手术，在这个过程中，单个的精子要附着在一个卵子内。

淋病 一种性传播疾病，通常是无症状的，但是会导致不孕不育，或者生育能力降低。

仓鼠卵精子穿透能力检验法 又称"精子穿卵试验"的检验方法，用来测定精子是否有穿透到仓鼠卵子内部深处，并使之受精的能力。

尿道下裂 一种畸形状态，尿道在阴茎体的侧面而不是在顶部裂开。

逆行射精 精液向后逆向流入膀胱，而不是向前从尿道射出的情况。

黏液弹性 宫颈内黏液的伸张力。

胚泡 胚胎发育中的早期阶段，通常在受精后 5 天左右发生，在这个时间里，受精卵失去了其可以生成新组织的皮质，并且准备依附在子宫壁上。

胚胎移植 将通过辅助生殖技术方法产生的胚胎植入一位女性子宫的手术。

剖腹手术 一种腹部的外科手术，能够消除正常分离的身体组织黏附到一起的状态，并且能够修复输卵管。比起腹腔镜检查，这种手术需要的切口更大。

排卵期 成熟的卵子从卵泡中释放出来的一段时间，通常大约在月经周期的中期。

盆腔炎（PID）是指通过性传播或者感染而引起的女性盆腔发生炎症的统称，经常会导致不孕，或者生育能力降低。

配子 男性或者女性的生殖细胞，雄配子称为精子，雌配子称为卵子。

配子输卵管内移植术（ZIFT）一种辅助生殖技术，在这个过程中，要将配子（受精卵）植入输卵管中。

缺精症 精液缺乏的症状。

全血细胞计数 血常规检查，以确定是否出现了感染，或者是否存在贫血症状。

取卵手术 在实验室中将卵子从卵巢中取出来的一种手术。

曲张精索静脉切除术 切除精索静脉曲张的手术。

人工授精（AI） 为了达到怀孕的目的，将精子植入宫颈或者子宫内的过程，也常常作为治疗性授精（TI）而被人们提及。

人绒毛膜促性腺激素检测 用以确定是否怀孕。

染色体异倍性 染色体反常的数量。

染色体 细胞核内携带有遗传物质（DNA，脱氧核糖核酸）的杆状体，人类有 46 条染色体，其中 23 条染色体来自母亲，23 条染色体来自父亲。

染色体核型分析 在实验室里进行的基因研究，其中涉及为防止遗传缺陷而对染色体进行的分析。

乳溢症 乳汁从乳房中分泌出来，有可能归因于催乳激素分泌过多，而不是因为妊娠的原因。

输卵管内配子移植术（GIFT） 一种辅助生殖技术方面的手术，在这种手术中，将卵子和精子移植到输卵管内。

输卵管炎 输卵管感染和发炎的症状。

输卵管内胚胎植入术（TET） 一种辅助生殖方法，在这个过程中要将胚胎植入输卵管内。

输卵管结扎 一种女性绝育手术，在这个过程中，输卵管的连续性要经过外科手术被中断。有时候也戏称"把输卵管打个结"。

输精管切除术 一种男性绝育手术，在这个手术中，输精管的连续性将会通过外科手术被中断。

生殖腺 男性或者女性的性腺；分别指男性体内的睾丸，女性体内的卵巢。

试管婴儿 一个非常流行的术语，是指通过辅助生殖技术，尤其指通过体外人工授精而怀孕得来的婴儿。

受精卵或者合子 已经受精的卵子，在发育早期阶段中的胚胎。

唐氏综合征 一种由染色体异常引起的遗传性疾病。它会导致胎儿智力迟钝、面部畸形，以及患其他一些内科疾病。

体外受精（IVF） 一种辅助生殖技术，在这个过程中，将精子和卵子收集起来（取出），放置在实验室的盘状器皿内，作为受精之用。结果产生的任何胚胎都将轻轻地植入子宫腔内（也就是胚胎移植）。

泰－萨氏病 一种致命的遗传疾病。

特纳综合征 一种遗传缺陷，其中男婴生下来就只有一条 X 染色体，而不是两条。患有此症的男婴成年后不能生育。

透明带 卵子外部一层坚硬的表面部分，精子必须穿破透明带进入其中，然后才可能发生受精作用。

吸引术 通过吸引的方法从卵巢中重新得到卵子，或者从睾丸或者附睾中重新得到精子的过程。

先天性畸形 解剖学上或者其他方面的缺陷，出现在婴儿刚刚出生的时候，在本质上来说通常不是遗传方面的原因。

显微操作 对单个的精子、卵子或者胚胎进行操作的手术。

显微外科或显微手术 一种外科或手术，其中要使用到显微镜、精良的设备，以及显微缝合术。

性交后试验（PCT） 也称为西姆斯－胡内尔氏测试（Sims-Huhner），在性交后立刻对宫颈内黏液进行显微镜下的检测和评估，以确认精子是否存活。

性传播疾病 通过性活动被传染的各种各样的传染病，其中包括梅毒、淋病、衣原体性病、疱疹，以及艾滋病（获得性免疫功能丧失综合征）。

选择性减胎术 有意地促成一个或者一个以上妊娠囊的终止，通常在多胞胎妊娠中使用。

血管造影术 对输精管进行 X 线照射，以此来发现让精子释放出来的通道中存在的障碍物。

洗好的精子 利用组织培养液和远心沉淀（离心过滤）去除了精浆后的精子。

有隔子宫 由墙壁似的一层组织将子宫非常态地分开，能够引起复发性流产。

羊膜穿刺术 是产前诊断的常用方法之一，在怀孕 16 周左右施行，在这个过程中，会抽取少量的羊膜水，以检测染色体是否异常。

羊齿现象 干燥后的子宫黏液形成的羊齿图案的现象，表明黏液非常稀薄足以让精子通过。它被当作即将排卵的一种迹象。

衣原体感染 生物体是造成衣原体感染的原因，它被认为是一种由性交而引起的疾病，有可能会引起不孕不育以及新生儿感染。

荧光原位杂交技术（FISH）帮助确定受精卵中染色体异常的测试方法。

遗传畸形或遗传异常 由于可能会被遗传和继承的基因或者染色体的错误导致的畸形、障碍。

移植术 将受精卵埋植在子宫壁的黏膜上。

有丝分裂 一个细胞分裂成两个在基因上完全相同的细胞，每一个细胞都包含 46 条染色体。大多数细胞，除了精子和卵子之外，都要经历这种细胞分裂的过程。

诱导排卵 利用助孕药刺激排卵。

原发性不孕 是指婚后同居 3 年以上，性生活正常，未避孕而未曾妊娠。

孕酮 由黄体在排卵后分泌的一种激素，准备让子宫内膜为胚胎输送营养。

隐睾症 是指在胎儿发育期间双侧或单侧睾丸没有下降到阴囊内适当位置的一种畸形状态。

阴囊活检法 一种外科手术，在这个过程中要切取少量的睾丸组织，然后检查在显微镜下可见的结构组织，其中包括精子，还有其他的细胞。

阴道超声波检查 一种超声波研究，在这个过程中要将超声换能器插入阴道中。这种方法被用来确认卵泡的生长发育情况、子宫的结构和状态，以及宫内早孕的情况，或者用来指导取卵手术。

子宫前屈 子宫向前倾斜，并且向其内部弯曲。

子宫前倾 子宫向着腹部前部倾斜。